主编

潘启超 谢青 张文宏

上海市疾病预防控制中心 组编

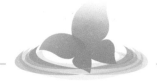

认识肝炎·知行合一
病毒性肝炎
宣教指导和释疑

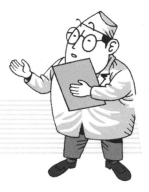

U0351185

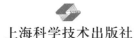

上海科学技术出版社

图书在版编目（CIP）数据

认识肝炎·知行合一：病毒性肝炎宣教指导和释疑/潘启超，谢青，张文宏主编；上海市疾病预防控制中心组编. —上海：上海科学技术出版社，2017.8

ISBN 978-7-5478-3654-5

Ⅰ.①认… Ⅱ.①潘… ②谢… ③张… ④上… Ⅲ.①病毒性肝炎－防治 Ⅳ.① R512.6

中国版本图书馆 CIP 数据核字（2017）第 165089 号

认识肝炎·知行合一 ——病毒性肝炎宣教指导和释疑

主编 潘启超 谢 青 张文宏 上海市疾病预防控制中心 组编

上海世纪出版股份有限公司
上海 科学 技术 出版 社 出版
（上海钦州南路 71 号 邮政编码 200235）
上海世纪出版股份有限公司发行中心发行
200001 上海福建中路 193 号 www.ewen.co
浙江新华印刷技术有限公司印刷
开本 700×1000 1/16 印张 13 字数 200 千
2017 年 8 月第 1 版 2017 年 8 月第 1 次印刷
ISBN 978-7-5478-3654-5/R·1407
定价：29.80 元

本书如有缺页、错装或坏损等严重质量问题，请向承印厂联系调换

内容提要

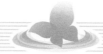

  本书充分考虑了病毒性肝炎患者和市民朋友对于病毒性肝炎防治的迫切需求和困惑，涵盖了病毒性肝炎的流行病学、预防、病原学、自然史和发病机制、临床诊断和实验室检测、治疗、保健、公共卫生服务、医疗保险、社会歧视消除、健康教育产品转化等十一部分内容，每一部分内容均从"专家论点"和"专家释疑"两个角度来阐述。"专家论点"为本书编者结合病毒性肝炎国内外当前的医学进展和相关研究拟定的指导原则，内容科学权威。"专家释疑"为上海市疾病预防控制中心历时5年通过"12320"热线服务数据库、微信公众平台等途径获取的大众对病毒性肝炎最为关心的问题，经过专家团队的认真筛选和归纳总结，结合"专家论点"的内容，一一释疑。广大病毒性肝炎患者、从事病毒性肝炎大众教育和病人教育的专业技术人员和有医学背景的健康志愿者，以及有兴趣了解病毒性肝炎防治知识的市民朋友们，皆可在此书中得到答案。

  同时，书中还通过"二维码"的形式增加了"专家解说视频"和"患者肝愿语音"，多元化地向读者解读病毒性肝炎，让读者对病毒性肝炎不再畏惧，走出对病毒性肝炎的认识误区，从而树立战胜病魔的信心。

编委名单

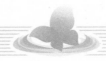

主编

潘启超　谢　青　张文宏

编委

（按姓氏笔画排序）

于乐成　王　迪　叶佩燕　孙惠川　许　洁　任　宏

沈福杰　张　玮　张文宏　张志勇　陈　文　陈成伟

杨长青　胡家瑜　陶惠红　谢幼华　谢　青　缪晓辉

潘启超　潘柏申　魏晓敏

参编人员

（按姓氏笔画排序）

王怡珺　王蓓丽　卢峪霞　宋维平　朱风尚　何承志

陈恺韵　陈越火　张俊杰　单　飞　施　阳　莫瑞东

喻一奇　舒　敏

序　言

　　时间过得真快，我走上工作岗位，快要一个甲子了。作为新中国第一代的公共卫生工作者，可以说我的职业生涯与传染病的防治工作紧密联系在了一起。尤其是病毒性肝炎，在 20 世纪 80 时代，疫苗尚未规模化接种，外环境中的致病因素也梳理得不够清晰，病毒性肝炎严重威胁了人民群众的身体健康。比如：1986~1988 年，我国新疆南部地区暴发了大规模的戊型肝炎，接近 12 万人发病，700 多人死亡，这段惨痛的经历烙印在一代人的心里。又如：1988 年，发生在上海市的甲型肝炎暴发流行，短短 3 个月内全市超过 34 万人发病，死亡 47 人。作为这次疫情处置的亲历者和负责人之一，当我们通过流行病学调查证据锁定了毛蚶，并在毛蚶中成功分离到甲型肝炎病原体的那一刻，我和同事们意识到病毒性肝炎或许是可以被"制服"的。此后，我先后主持并参加了多项与病毒性肝炎防治有关的国家重大科技攻关课题，包括"六五规划"的乙型肝炎疫苗的效果和安全性评价、儿童接种乙型肝炎疫苗免疫方案的研究；"七五规划"的甲型肝炎疫苗的效果和安全性评价、全国不同病毒性肝炎的流行病学特征的研究；"八五规划"的我国丙型和戊型肝炎分子流行病学和流行病学特征的研究等。一切的努力都是为了下一代不再受到病毒性肝炎的威胁。

———

转眼这么多年过去了，我的研究方向也逐步转移到了艾滋病防治工作，但是理念和方法都是相通的。而且，我也更加清楚地意识到，一种疾病能否被成功地控制甚至消灭，与国家的决心以及人民群众的意识密切相关。现阶段，肝炎疫苗的免疫接种成功保护了我们的下一代；新型的诊疗技术和药品已经可以帮助我们成功控制乙型肝炎，甚至治愈丙型肝炎；肝癌的发病率和死亡率也进入了下降通道。但是，新病例的发现、慢性病毒性肝炎患者的规范化治疗、药品的可及性、健康的公平性以及消除病毒性肝炎的社会歧视等问题仍然亟待解决。"防患于未然"是世代相传的疾病预防原则。我也非常认同"疾病防治，健康教育先行"的做法。制定病毒性肝炎宣教指导意见，并以此为基础转化成多样的宣传资料，对于患者的健康教育、专业技术人员和志愿者培育，乃至大众的宣教都会起到积极的作用。

———

潘启超主任医师、谢青教授和张文宏教授都是我在病毒性肝炎预防控制工作中的战友。他们在应对病毒性肝炎的实践中，体会到疾病教育的重要性，积累了大量的实践经验，并结合前期调研结果和患者的实际需求，联合上海市医疗和卫生领域的专家和学者，共同编写了《认识肝炎·知行合———病毒性肝炎宣教指导和释疑》一书。我衷心希望此书能够给读者提供有益的参考。

上海市疾病预防控制中心

2017 年 6 月

前　言

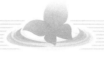

　　肝炎是肝脏炎症的统称，通常是指由多种致病因素（如病毒、细菌、寄生虫、化学毒物、药物、酒精、自身免疫因素等）使肝脏细胞受到破坏，肝脏功能受到损害而导致的疾病。在此书中，我们将重点围绕"肝炎"中危害最为严重的"病毒性肝炎"进行宣教指导和释疑。病毒性肝炎是由多种肝炎病毒引起的一组主要以肝脏病变为主的全身性疾病，按病原分类，目前常见的病毒性肝炎至少可分为甲型、乙型、丙型、丁型和戊型五个型别。病毒性肝炎因感染人数众多，病程迁延极易发展成慢性，病死率高，已成为世界范围内的严重的公共卫生和社会问题之一。

　　目前，上海市病毒性肝炎防治工作已取得一定成效，近十年来新发感染病例有大幅下降，然而慢性病毒性肝炎患者和感染者的生存状况以及疾病负担问题依然严峻，上海市 1 400 多万户籍人口中存在约 100 万慢性感染者，其中 20% 可能进展为慢性肝炎及其相关疾病，每年因肝癌死亡的病人数超过 3 500 人，而本市 30 岁以上户籍人口中仅 3 万人就医治疗，病毒性肝炎已然是本市传染病防治工作的重中之重。

2016 年 5 月 28 日，在第 69 届世界卫生大会上，世界卫生组织（WHO）194 个成员国投票通过了《全球病毒性肝炎健康部门策略（2016~2021 年)》，并达成一项"至 2030 年消除病毒性肝炎的公共健康威胁"的历史性承诺。为响应世界卫生组织和国家这一重要倡议，在上海市继续深入开展病毒性肝炎的大众健康教育，宣传和普及肝炎防治知识，开展病例发现，消除社会偏见和歧视，逐步达到"至 2030 年慢性肝炎感染病例数将减少 90%，因肝炎病毒感染及其相关疾病死亡人数将减少 65% 和规范化抗病毒治疗率将提高至 80%"的美好愿景，上海市疾病预防控制中心联合上海市感染性疾病临床质量控制中心、上海市医学会感染病专科分会和上海市医学会肝脏病专科分会，组织上海市在病毒性肝炎预防、治疗、保健和医疗卫生政策等领域的数十位专家和学者，在解答前期收集的 1 888 个病毒性肝炎患者问题和 706 个 "12320" 市民热线咨询问题的基础上，历时半年，经多次交换意见，最终科学、客观和公正地形成了《认识肝炎·知行合——病毒性肝炎宣教指导和释疑》。

此书所收纳的问题，皆取自上海市疾病预防控制中心于 2012 年在本市 10 个区、30 个社区、1478 户病人家庭开展访谈的结果；于 2014 年对本市 8 个区，4760 名社区居民开展病毒性肝炎的认知、社会偏见、歧视行为调研的结果；以及对"12320"热线服务数据库以"病毒性肝炎"为关键词检索得到的结果。内容充分考虑了病毒性肝炎患者和市民朋友在病毒性肝炎防治领域的迫切需求和困惑，涵盖了流行病学、预防、病原学、自然史和发病机制、临床诊断和实验室检测、治疗、保健、公共卫生服务、医疗保险、社会歧视消除、健康教育产品转化等十一大类问题。广大病毒性肝炎患者、从事病毒性肝炎大众教育和患者教育的专业技术人员和有医学背景的健康志愿者，以及有兴趣了解病毒性肝炎防治知识的市民朋友们，皆可在此书中得到答案。

此书在编写过程中，参阅了大量国内外文献，我们对文献的作者们致以诚挚的谢意。鉴于病毒性肝炎防治知识仍在不断推陈出新，此书中涉及病毒性肝炎其他预防、诊断和治疗策略参阅相关的指南和共识，我们将根据国内外的有关进展，继续对此书进行不断更新和完善。在使用中如发现问题，也欢迎各位同行和读者及时提出，以便再版时纠正。

————

最后，衷心感谢所有参与此书编撰并为此书的顺利出版付出了大量的时间和精力的专家和学者。我们衷心地希望，此书能够对肝炎病友及其家庭有所帮助，能够为专业技术人员和志愿者的培育提供技术支持。

————

为了没有肝炎的明天，让我们共同努力！

目　录

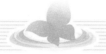

① 流行病学

预 防

009

控制传染源

010

切断传播途径

015

疫苗免疫
022

意外暴露后预防
031

自然史和发病机制

❺
临床诊断和实验室检测

临床诊断

实验室检测

影像学诊断

6
治　疗

急性病毒性肝炎

慢性病毒性肝炎及其相关疾病

原发性肝癌的诊治
—— 119 ——

其他类型肝损伤以及常见伴随疾病
—— 125 ——

⑦

中医中药与保健

—— 135 ——

⑧

公共卫生服务

—— 149 ——

基本公共卫生服务

—— 150 ——

家庭医生服务
156

❾
医疗保险
163

⑩ 消除社会歧视

171

⑪ 健康社会产品的转化

179

1

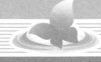

流行病学

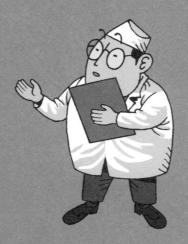

专家论点

病毒性肝炎是由多种肝炎病毒引起的以肝脏病变为主的传染病，是我国的法定报告乙类传染病。主要分为甲、乙、丙、丁、戊五型。临床表现以食欲减退、恶心、上腹部不适、肝区痛、乏力、黄疸发热为主，可慢性化，甚至进展为肝硬化和肝细胞癌（HCC）。目前，全球每年约有1.1亿人感染甲型肝炎病毒（HAV），其中880万人急性发病[1]。约有20亿人曾感染乙型肝炎病毒（HBV），其中3.4亿人为慢性HBV感染者[1]，每年约有68.6万人死于HBV感染及其相关疾病[2]。全球已有超过1.42亿人慢性感染丙型肝炎病毒（HCV），每年约有540万人HCV新发感染[1]，约有70万人死于HCV感染及其相关疾病[2]。全球约有2 000万人感染丁型肝炎病毒（HDV）[3]。每年约有1 950万人感染戊型肝炎病毒（HEV），其中150万人急性发病[1]，4.97万人死于戊型肝炎感染相关疾病[2]。全球病毒性肝炎死亡率的地区分布情况见下图。

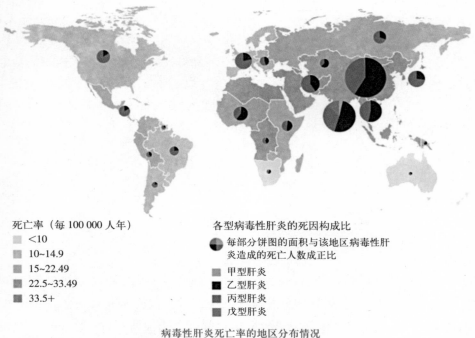

死亡率（每100 000人年）
■ <10
■ 10~14.9
■ 15~22.49
■ 22.5~33.49
■ 33.5+

各型病毒性肝炎的死因构成比
● 每部分饼图的面积与该地区病毒性肝炎造成的死亡人数成正比
■ 甲型肝炎
■ 乙型肝炎
■ 丙型肝炎
■ 戊型肝炎

病毒性肝炎死亡率的地区分布情况
（来源：WHO. Global Health Sector Strategy on viral hepatitis, 2016–2021. 2016）

甲型和戊型肝炎主要经消化道途径传播，冬春季为发病高峰，潜伏期为15~60 天，病程大多自限，均可通过疫苗预防。儿童和青少年感染多为轻症或无症状的亚临床型，成人罹患则多为临床型。1988 年，上海市发生食用毛蚶引起的甲型肝炎暴发流行，病例数超过 30 万人[4]。甲型肝炎无慢性化，感染后即可获得终身免疫，极少数患者可进展为急性重型肝炎。戊型肝炎为人畜共患疾病。1986~1988 年，我国新疆南部地区发生了迄今为止我国最大规模的戊型肝炎暴发流行。近年，我国戊型肝炎散发病例呈现缓慢但持续的上升趋势，上海市人群抗-HEV-IgG 抗体阳性率大于 20%[5]。戊型肝炎患者无法获得终身免疫，如存在免疫缺陷可出现慢性化，妊娠期妇女感染 HEV 易导致流产、早产和死胎，病死率高达 20%~25%；慢性肝病患者伴发戊型肝炎也易导致重症肝炎乃至死亡[6]。

乙型、丙型和丁型肝炎主要经血液、母婴及性接触途径传播，发病无季节性，潜伏期为 30~180 天。儿童感染 HBV 极易慢性化，成人感染 95% 以上可自然痊愈。随着母婴阻断和乙型肝炎疫苗的普及，我国急性 HBV 感染明显减少。2014 年全国 1~29 岁人群乙型肝炎血清流行病学调查结果显示，1~4 岁、5~14 岁和 15~29 岁人群乙型肝炎表面抗原（HBsAg）阳性率分别为 0.3%、0.9% 和 4.4%[7]。我国是 HCV 低流行区，2006 年全国血清流行病学调查显示，我国 1~59 岁人群抗-HCV 流行率为 0.43%，北方高于南方，抗-HCV 阳性率随年龄增长而逐渐上升，男女间无明显差异[8]。由于 HCV 感染具有隐匿性，多数感染者并不清楚实际的感染状况。近年，我国有偿献血者、透析患者、静脉吸毒和男－男同性恋人群感染率上升趋势显著[9]。HDV 为缺陷病毒，与 HBV 重叠感染后，可促使肝损害加重，并易发展为慢性活动性肝炎、肝硬化和重型肝炎。我国人群 HDV 感染率不详。

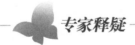

专家释疑

Q1 病毒性肝炎仍然是我国的常见疾病吗？

我国将甲型肝炎和乙型肝炎疫苗纳入计划免疫管理后，上述两种型别的肝炎病毒新发感染者和急性患者显著减少，尤其是儿童和青少年。2014 年全国 1~29 岁人群乙型肝炎血清流行病学调查结果显示，1~4 岁、5~14 岁和15~29 岁人群乙型肝炎表面抗原（HBsAg）阳性率分别降低为 0.3%、0.9% 和

4.4%。但是我国既往感染的乙型和丙型肝炎病毒的基数较大，合计超过 1 亿。上述感染者均有可能进展为慢性病毒性肝炎，如未坚持规范化治疗，还有可能进展为肝硬化或肝癌。另外，我国戊型肝炎散发病例呈现缓慢但持续的上升趋势，如感染者存在免疫缺陷可出现慢性化，妊娠期妇女感染 HEV 易导致流产、早产和死胎，病死率高达 20%~25%，慢性肝病患者伴发戊型肝炎也易导致重症肝炎乃至死亡。

所以病毒性肝炎仍然是我国的常见疾病和重要的公共卫生问题。

Q2 哪几类人群更容易感染病毒性肝炎？

没有接种疫苗或被动免疫制剂（比如：乙型肝炎高效价免疫球蛋白），既往未发生过感染或体内没有足够保护性抗体的人群对肝炎病毒普遍易感。

甲型和戊型肝炎病毒主要经消化道途径传播，所以卫生条件落后、不注重个人卫生、食用不洁食物或者疫区旅行者等感染风险较高。乙型、丙型和丁型肝炎主要经血液、母婴及性接触途径传播，所以医务人员、病毒感染者或者患者的配偶（性伴侣）和子女及密切接触者、经常输血或血制品者、接受血液透析和器官移植者、静脉注射毒品者和其他重点人群（如：托幼机构工作人员、免疫功能低下者、易发生外伤者和警察）等人群感染风险较高。

目前，甲型、乙型和戊型肝炎可以通过接种疫苗获取保护性抗体，丙型肝炎尚缺乏特异性免疫预防措施。

Q3 甲型肝炎是如何传播的？流行和发病情况如何？

甲型肝炎是由甲型肝炎病毒（HAV）引起的以肝脏病变为主的我国法定报告传染病，临床表现以食欲减退、恶心、上腹部不适、肝区痛、乏力、黄疸、发热为主。HAV 主要经消化道途径传播，冬春季为发病高峰，潜伏期为 15~60 天不等，病程大多自限，可通过接种甲型肝炎疫苗预防。儿童和青少年感染多为轻症或无症状的亚临床型，成人罹患则多为临床型。1988 年，上海市发生食用毛蚶引起的甲型肝炎暴发流行，病例数超过 30 万人。目前，全球每年约有 1.1 亿人感染甲型肝炎病毒（HAV），其中 880 万人急性发病。甲型肝炎无慢性化，感染即可获得终身免疫，极少数患者可进展为急性重型肝炎。

Q4 乙型肝炎是如何传播的？流行和发病情况如何？

乙型肝炎是由乙型肝炎病毒（HBV）引起的以肝脏病变为主的我国法定

报告传染病，临床表现以食欲减退、恶心、上腹部不适、肝区痛、乏力、黄疸、发热为主，可慢性化，甚至进展为肝硬化和肝细胞癌（HCC）。HBV 主要经血液、母婴及性接触途径传播，发病无季节性，潜伏期为 30~180 天不等。儿童感染 HBV 极易慢性化，成人感染 90% 以上可自然痊愈。目前，全球约有 20 亿人曾感染乙型肝炎病毒（HBV），其中 3.4 亿人为慢性 HBV 感染者，每年约有 68.6 万人死于 HBV 感染及其相关疾病。随着乙型肝炎疫苗的普及和母婴阻断率的不断提高，我国急性 HBV 感染明显减少。2014 年全国 1~29 岁人群乙型肝炎血清流行病学调查结果显示，1~4 岁、5~14 岁和 15~29 岁人群乙型肝炎表面抗原（HBsAg）阳性率分别为 0.3%、0.9% 和 4.4%。慢性乙型肝炎患者应接受规范化抗病毒治疗（干扰素和核苷类似等）。

Q5 丙型肝炎是如何传播的？流行和发病情况如何？

丙型肝炎是由丙型肝炎病毒（HCV）引起的以肝脏病变为主的我国法定报告传染病，临床表现、传播途径、潜伏期和疾病转归与乙型肝炎相似。目前，全球已有超过 1.42 亿人慢性感染 HCV，每年约有 540 万人 HCV 新发感染，约有 70 万人死于 HCV 感染及其相关疾病。我国是 HCV 低流行区，2006 年全国血清流行病学调查显示，我国 1~59 岁人群抗 -HCV 流行率为 0.43%，北方高于南方，抗 -HCV 阳性率随年龄增长而逐渐上升，男女间无明显差异 [8]。由于 HCV 感染具有隐匿性，多数感染者并不清楚实际感染状况。近年，我国有偿献血者、透析患者、静脉注射毒品者和男 - 男同性恋人群感染率上升趋势显著。得益于直接抗病毒药物（DAAs）的发明和应用，目前丙型肝炎已经进入可以治愈的时代。

Q6 丁型肝炎是如何传播的？流行和发病情况如何？

丁型肝炎是由丁型肝炎病毒（HDV）引起的以肝脏病变为主的我国法定报告传染病。HDV 为缺陷病毒，与 HBV 重叠感染后，可促使肝损害加重，

·专家解说·

健康生活从预防开始
Healthy Living Starts with Disease Prevention

王晓春谈我国丙型肝炎的预防控制工作不容忽视

扫描二维码
观看专家解说视频

并易发展为慢性活动性肝炎、重型肝炎和肝硬化。丁型肝炎的临床表现、传播途径、潜伏期和疾病转归与乙型肝炎相似。全球约有 2 000 万人感染 HDV，我国人群 HDV 感染率不详。

Q7 戊型肝炎是如何传播的？流行和发病情况如何？

戊型肝炎是由戊型肝炎病毒（HEV）引起的以肝脏病变为主的我国法定报告传染病，临床表现、传播途径、发病高峰和潜伏期与甲型肝炎相似，病程大多自限。可通过接种戊型肝炎疫苗预防。戊型肝炎为人畜共患疾病。1986~1988 年，我国新疆南部地区发生了迄今为止我国最大规模的戊型肝炎暴发流行。近年，我国戊型肝炎散发病例呈现缓慢但持续的上升趋势，上海市人群 HEV-IgG 抗体阳性率大于 20%。戊型肝炎患者无法获得终身免疫，如存在免疫缺陷可出现慢性化，妊娠期妇女感染 HEV 易导致流产、早产和死胎，病死率高达 20%~25%，慢性肝病患者伴发戊型肝炎也易导致重症肝炎乃至死亡。

Q8 病毒性肝炎是我国法定报告传染病吗？什么是未分型肝炎？

法定报告传染病是指根据《中华人民共和国传染病防治法》规定，当特定传染病发生时，医师或医疗机构需向卫生主管机关报告，并依照法律的规定进行治疗和隔离等措施。目前法定传染病共计 39 种，其中甲类传染病 2 种，乙类传染病 26 种，丙类传染病 11 种。病毒性肝炎属于法定报告的乙类传染病。

未分型肝炎是中国疾病预防控制中心传染病网络直报系统中病毒性肝炎的特定报告分类。指临床已经诊断和报告为病毒性肝炎的患者，但是实际无法检出特定的肝炎病毒病原学分型（比如：甲、乙、丙、丁、戊等）的情况。大多数未分型肝炎患者实际并不是真正的病毒性肝炎患者，只有极少数可能感染罕见或未知型别肝炎病毒。

扫描二维码
观看专家解说视频

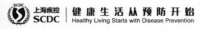

上海疾控 SCDC 健康生活从预防开始
Healthy Living Starts with Disease Prevention

·专家解说·

陆一涵谈戊型肝炎的流行特征与防治策略

Q9 努力了这么久，我国肝癌的发病率和死亡率真的下降了吗？

目前，全球肝癌的发病率和死亡率均呈现上升趋势，其中一半的肝癌患者来自中国，难道我国肝癌的发病率和死亡率上升了很多？其实恰恰相反。①随着我国乙型肝炎疫苗的普及和母婴阻断率的不断提高，我国急性乙型肝炎的感染率明显降低。②由于生活条件的极大改善，环境致肝癌因素（如：黄曲霉毒素摄入和水污染等）明显减少。③规范化治疗使慢性肝炎患者的病情得到一定控制。④丙型肝炎也已经进入可以治愈的时代。⑤早发现、早诊断以及治疗技术的革新使肝癌患者的 5 年生存率不断提高。

根据 2015 年发表的中国癌症统计年鉴（Cancer Statistics in China，2015）信息，我国肝癌的发病率和死亡率已经正式步入下降通道。但是，全人群肝癌发病率和死亡率进入下降通道，并不代表慢性病毒性肝炎患者和感染者中肝癌的发病率和死亡率也处于下降趋势。我国慢性病毒性肝炎患者和感染者的基数依然庞大，如不能有效提高规范化抗病毒治疗率，慢性病毒性肝炎患者和感染者依然会是肝癌的重灾区。目前，肝癌仍然是我国发病率第四位、致死率第三位的恶性肿瘤，也是我国 60 岁以下男性最常见且死亡率最高的癌症。

革命尚未成功，同志仍需努力。

（任　宏）

参考文献

[1] GBD 2015 Disease and Injury Incidence and Prevalence Collaborators. Global, regional, and national incidence, prevalence, and years lived with disability for 310 diseases and injuries, 1990-2015: a systematic analysis for the Global Burden of Disease Study 2015[J]. Lancet, 2016, 388(10053):1545-1602.

[2] GBD 2013 Mortality and Causes of Death Collaborators. Global, regional, and national age–sex specific all-cause and cause-specific mortality for 240 causes of death, 1990–2013: a systematic analysis for the Global Burden of Disease Study 2013[J]. Lancet, 2015, 385(9963):117-171.

[3] Taylor J M. Hepatitis delta virus[J]. Virology, 2006, 344 (1): 71–76.

[4] Halliday M L, Kang L Y, Zhou T K, et al. An epidemic of hepatitis A attributable to the ingestion of raw clams in Shanghai, China[J]. J Infect Dis, 1991, 164(5):852-859.

[5] 任宏，李燕婷，周欣，等. 上海市 1997~2012 年戊型肝炎流行特征和基因分型研究 [J]. 中华流行病学杂志，2013, 34(5):419-423.

[6] WHO. Hepatitis E[EB/OL]. (2016-07)[2017-04-15] http://www.who.int/mediacentre/factsheets/fs280/en/.

[7] Cui F, Shen L, Li L, et al. Prevention of chronic hepatitis B after 3 decades of escalating vaccination policy, China[J]. Emerg Infect Dis, 2017, 23(5):765-772.

[8] 陈园生，李黎，崔富强，等 . 中国丙型肝炎血清流行病学研究 [J]. 中华流行病学杂志，2011, 32(9):888-891.

[9] Cui Y, Jia J. Update on epidemiology of hepatitis B and C in China[J]. J Gastroenterol Hepatol, 2013, 28 Suppl 1:7-10.

2

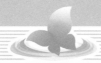

预　防

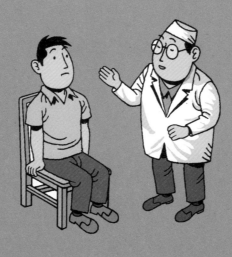

控制传染源

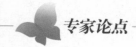 专家论点

传染源（reservoir of infection）是指体内有病原体生存、繁殖并能排出病原体的人和动物，包括传染病患者、病原携带者和受感染的动物[1]。病原携带者虽然排毒量不及其余两者，但因无临床症状，难以被及时察觉，反而在疾病传播过程中所起的作用更大。

病毒性肝炎是由多种肝炎病毒引起的一组主要以肝脏病变为主的全身性疾病，按病原分类，目前已发现的病毒性肝炎至少可分为甲型、乙型、丙型、丁型和戊型五型。其传染源包括急性肝炎患者、亚临床感染者、慢性病毒性肝炎患者以及健康病毒携带者等，部分型别肝炎还发现有动物宿主存在的情况。

甲型肝炎一般经消化道传染，多为急性发作，未见有确切的慢性患者和病原携带状态，故其传染源主要包括急性期患者和亚临床型感染者。急性期患者排毒量大，一般在黄疸之前传染性最强；亚临床感染者因临床症状不明显，活动自如，作为传染源的作用更甚，通常情况下亚临床感染者的比例远大于急性期患者。戊型肝炎一般也经消化道传染，大部分为亚临床型感染，在部分免疫缺陷人群中还可能发展成慢性感染[2]，故戊型肝炎的传染源包括急性期患者，亚临床型感染者及慢性感染者。有症状的戊型肝炎患者感染后

在潜伏期末期就有病毒排出，至黄疸出现后 2~3 周逐渐消失。2016 年上海市戊型肝炎感染状况调查发现，一般人群戊型肝炎抗体阳性率达 17.66% 之高。部分戊型肝炎病毒亚型除感染人类之外，还可感染猪、黑猩猩、猕猴等多种动物，其中猪是重要的传染源[3]。2016 年上海市动物宿主戊型肝炎感染监测发现，猪胆汁中戊型肝炎抗体阳性率在 7% 左右。

乙型、丙型和丁型肝炎主要经血源性途径、母婴垂直传播和性接触传染，因发病隐匿，多为隐性感染，且急性患者中有相当比例易发展成慢性，故其传染源主要包括急性肝炎患者、慢性肝炎患者和病毒携带者，而后两者因数量庞大且不易察觉而在疾病传播流行中发挥重要作用。乙型肝炎患者和携带者的传染性高低主要取决于血清中乙型肝炎病毒（HBV DNA）水平，HBV DNA 水平较高的患者或携带者更易通过血液、母婴等途径传染给易感者[4]。丙型肝炎与乙型肝炎类似，丙型肝炎病毒（HCV RNA）的高载量可能增加传播的危险性。丁型肝炎病毒作为一种亲肝缺陷病毒，必须与乙型肝炎合并感染，故乙型肝炎传染源往往也是丁型肝炎的传染源。

 专家释疑

Q10　乙型或丙型肝炎患者可以游泳、泡温泉吗？

乙型、丙型肝炎主要通过血液、母婴以及性接触传播，接吻、拥抱、食物、饮水、共用餐饮器具以及无皮肤破损和其他无血液暴露的接触不会传播乙型或丙型肝炎病毒，所以游泳或泡温泉均不会引起病毒传播。因此，无论治疗与否，慢性乙型肝炎、丙型肝炎患者或携带者如未患有其他游泳禁忌证（如患有性病、皮肤病、严重心脏病、高血压等）可以正常游泳、泡温泉，不用担心把病毒传染给易感者。

但急性期患者因肝功能急性损伤，一般需静养，不适宜游泳或泡温泉，具体可遵医嘱。另外对于患有甲型、戊型肝炎的患者，因甲型、戊型肝炎属于消化道传播疾病，则禁止游泳、泡温泉，需静养甚至卧床休息。

Q11　病毒性肝炎患者如何判断自己是否有传染性？

对于急性发作的甲型和戊型肝炎患者，在潜伏期末、发病早期就具有传染性，一般至黄疸出现 2~3 周后传染性消失。在此期间，患者接触过的餐饮具和患者的排泄物应该严格消毒处理，以防通过粪－口途径把病毒传播给易感者。对于乙型、丙型和丁型肝炎患者，可以去医院检测相应的病毒 DNA 或 RNA；若 HBV DNA 水平在 10^3 拷贝 /ml 以上，HCV RNA 或 HDV RNA 阳性，表明患者有相应型别病毒性肝炎的传染性，患者可以通过血液、性传播、母婴传播等途径把病毒传播给易感者。

Q12 病毒性肝炎患者是否需要被隔离？隔离多久？

对于甲型和戊型肝炎患者，需要进行消化道隔离，隔离期一般为发病之日算起约 3 周。在此期间，患者应有单独的餐具、饮具和便器，做好餐饮具和便器的随时消毒，对患者的排泄物、呕吐物和剩余食物应消毒后排放，接触患者或患者触摸过的物品应及时消毒双手。对于乙型、丙型和丁型肝炎，因其主要是经血、母婴垂直和性接触传播，且易发展成慢性，无明确隔离期规定。

Q13 乙型肝炎病毒携带者有传染性吗？可以献血吗？

甲型和戊型肝炎病毒未见有明确的病毒携带状态。健康人感染丙型肝炎病毒后，即使无临床表现，体内也已经存在缓慢进展的肝脏损伤表现，所以丙型肝炎也不存在病毒携带状态。体内一旦检测出丙型肝炎病毒，即可确诊为丙型肝炎患者。乙型肝炎病毒携带者是重要的传染源，具有传染性，其传染性高低主要取决于血清中 HBV DNA 水平。由于乙型肝炎病毒可以通过血液传播，所以法律禁止乙型肝炎病毒携带者进行任何形式的献血活动。采供血部门需要通过检测准备献血人群的血清乙型肝炎病毒感染相关指标，严格筛选献血员。

Q14 吃猪肉可能会感染戊型肝炎吗？

戊型肝炎有 1、2、3、4 四个基因型，其中基因 3、4 型为人畜共患病原体，猪是主要的动物宿主。上海市疾病预防控制中心外环境监测中发现，上海地区屠宰场生猪胆汁中戊型肝炎病毒的检出率在 7% 左右。提示生吃猪肉，特别是猪内脏有感染戊型肝炎的风险。戊型肝炎病毒对外界环境抵抗力较低，常温煮沸就可以灭活，所以提倡吃煮熟的猪肉，不吃生肉片。日本厚生劳动省也因戊型肝炎病毒的原因于 2015 年颁布禁令，禁止餐饮店提供生猪肝和生猪肉，要求猪肉至少达到"中心 63 ℃ 加热 30 分钟"的标准。

上海市疾病预防控制中心提示，猪肉需要通过正规渠道购买，猪肉加工过程中需要严格生熟分开，接触生猪肉后应注意洗手消毒，防止病从口入。

Q15 如果家人、朋友或同事感染了乙型肝炎病毒，我该怎么办呢？

首先我们不能歧视乙型肝炎病毒携带者，应该明确日常的生活接触（比如共同吃饭、共同办公、交谈、握手、拥抱、亲吻、打喷嚏等行为）均不会传播。破损的皮肤或黏膜如接触到外环境中的病毒则可能会感染，应及时做好伤口处理。

我国是乙型肝炎大国，我们要彻底同乙型肝炎患者或病毒携带者"划清界限"是不可能的。以乙型肝炎为例，上海市乙型肝炎病毒携带者在全人群中所占的比例接近 5.7%，每 18 个人中就有一个乙型肝炎病毒携带者，所以日常生活和工作中我们都可能接触乙型肝炎病毒携带者。但是，只要掌握 HBV 的传播方式和感染途径，我们就完全没有必要对乙型肝炎患者或病毒携带者避而远之。养成良好的卫生习惯是预防疾病的关键，接种乙型肝炎疫苗是预防乙型肝炎的最有效的方法。

家人中如有乙型肝炎病毒携带者，我们一定要做到以下几点：①不共用牙刷、剃须刀、搓澡巾等生活用品。②鼓励患者积极进行规范化抗病毒治疗，减少体内病毒载量，从而降低传染给家人的风险。③至社区卫生服务中心接种免费的乙型肝炎疫苗。上海市疾病预防控制中心建议病毒性肝炎患者的家庭成员进行血清 HBsAg、抗-HBs 和抗-HBc 等乙型肝炎免疫指标的检测，对三项指标均阴性者推荐接种乙型肝炎疫苗。

（陈越火　潘启超）

参考文献

[1] 李立明 . 流行病学 [M]. 北京：人民卫生出版社 , 2008.

[2] Mallet V, Louvet A, Chakvetadze C, et al. Ribavirin treatment for chronic hepatitis E: a case-series[J]. Hepatology, 2010, 52:919A–1020A.

[3] Wedemeyer H, Pischke S, Manns M P. Pathogenesis and treatment of hepatitis e virus infection[J]. Gastroenterology, 2012, 142(6):1388-1397.

[4] 中华医学会肝病学分会 , Chinese Medical Asso, Chinese Med. 慢性乙型肝炎防治指南 (2015 年更新版)[J]. 中国病毒病杂志 , 2015, 31(6): 1941-1960.

切断传播途径

专家论点

病毒性肝炎的流行主要依托 3 个环节，分别是传染源、传播途径和易感人群。其中，切断传播途径是控制肝炎病毒传播非常重要的环节，也是广大群众容易误解，并因偏见形成歧视的原因之一。

切断甲型、戊型肝炎的传播途径

甲型肝炎病毒（HAV）或戊型肝炎病毒（HEV）一般通过消化道途径传播，即感染者通过食用受污染的食物或水，并经粪便排出病原体的方式而传播。卫生条件差的地区，HAV 或 HEV 可通过污染饮水供应系统，引起大规模的暴发流行。HAV 和 HEV 也可以通过食用受污染的肉类、内脏或贝壳类水产品而感染[1]。近年来，甲型肝炎在男 - 男同性恋人群中发病数不断增加，这可能与不洁性行为有关（如：口交、肛交和手淫等）。HEV（尤其是基因 4型）还可通过人畜共患的形式传播，不仅可以感染人，还可感染猪、马、牛、羊、鸡和啮齿类等动物。通过开展人和多种动物 HEV 的核酸序列同源性比对实验，HEV 可在人畜间传播的特点已经得到证实[2]，人极有可能通过接触猪及其排泄物而感染 HEV。此外，HEV 还可通过母婴垂直传播及输血传播[3, 4]。

所以，为切断 HAV 或 HEV 的传播途径，首先需要干净的食物和水 [5]。做好环境卫生整治和养成良好的个人卫生习惯也同样重要。对急性甲型、戊型肝炎患者应当隔离治疗，饭前便后勤洗手，不喝生水，尽量避免食用生的或者糟醉的海、水产品（如：毛蚶、贻贝等），加工食物要做到生熟厨具分开。饲养场、屠宰场的工作人员要做好猪粪便等排泄物的消毒和处理，防止污染水源与外环境，同时注意勤洗手。至 HAV 或 HEV 高流行地区旅行或工作，应注意饮食、饮水卫生，提前接种肝炎疫苗。另外，政府应当建立完善的社区内污水处理系统和人类粪便处理系统，并保证公共供水的质量 [5]。

切断乙型、丙型肝炎的传播途径

乙型和丙型肝炎主要经血液、母婴以及性接触传播 [6-8]。人体常因为破损的皮肤或黏膜接触被肝炎病毒感染的血液和体液（如：经血、阴道液和精液）而感染。比如：医疗活动中使用未经严格消毒的医疗器械或侵入性诊疗操作（如：口腔器械、针灸、内镜检查等）可引起患者或者医务人员发生感染或职业暴露 [10]。使用未严格消毒器械进行文身、扎耳洞、修足可引起感染 [6]。家庭内日常生活接触，如：共用剃须刀、牙刷及搓澡巾等均可引起病毒感染 [11]。另外，静脉注射毒品、无安全防护的男－男性行为或伴侣间的性接触也可导致感染。乙型肝炎母婴传播主要发生在围产期，多因在分娩时接触 HBV 阳性母亲的血液和体液而感染 [12]。丙型肝炎母婴传播的发生概率较低，且尚无有效的母婴阻断方法。影响母婴传播的主要因素为病毒载量、分娩方式、重叠 HIV 感染等。这里必须重点强调的问题是，日常生活接触，比如：打喷嚏、咳嗽、近距离交谈、亲吻、握手、拥抱和共同用餐等行为，或者吸血昆虫叮咬（如：蚊子、臭虫等）均不会传播和感染 HBV 或 HCV [7, 14]。

所以，为切断 HBV 或 HCV 的传播途径，建议做到如下几点：①注意个人卫生，不与他人共用剃须刀、搓澡巾、牙具、理发用具等用品。②坚持安全性行为，男－男同性恋者或有多个性伴侣者应及时接种乙型肝炎疫苗，定期检测肝炎类指标，正确使用安全套，避免与多性伴侣发生性行为。③已感染 HBV 的孕妇，应及时告知医疗机构，使用标准化的乙型肝炎母婴阻断程序，避免羊膜腔穿刺，并缩短分娩时间，保证胎盘的完整性，尽量减少新生儿暴露于母血的机会 [7, 15]，以减少 HBV 母婴传播的概率。④慢性肝炎患者应积极接受规范化抗病毒治疗，减少体内病毒载量，降低家庭内传播的风险。

⑤乙型肝炎高风险人群应及时接种成人乙型肝炎疫苗，这是预防乙型肝炎最好的方法。

同时，医疗机构和服务行业也需加强肝炎病毒的消毒和管理：①采供血机构加强对血液和血液制品的筛查。②医疗机构应严格遵循医院感染管理中的标准预防原则，完善各类医疗器械的消毒和管理；预防医务人员职业暴露（如：推广使用锐器盒，注射操作时不可"反套针帽"）；大力推广安全注射（包括针灸用针具），尽量避免无必要的侵入性治疗（如：静脉输液）。③服务行业所用的理发、刮脸、修脚、穿刺和文身等器具也应严格消毒。

 专家释疑

Q16 甲型、戊型肝炎是如何传播的？我们应该如何预防？

甲型肝炎病毒（HAV）或戊型肝炎病毒（HEV）一般通过消化道途径传播，即感染者通过食用受污染的食物或水，并排出病原体的方式而传播。

1988 年上海市甲型肝炎的暴发流行，就是因为市民食用了被 HAV 污染的毛蚶，发病数超过 30 万。近年来，随着甲型肝炎疫苗的接种和既往感染，人群甲型肝炎的免疫屏障已经建立，上海市疾病预防控制中心监测也发现，上海市海、水产品中 HAV 带毒率极低，已接近于零，但当前往 HAV 高流行地区时仍应注意饮食卫生，避免食用生的或糟醉的海、水产品；对于高风险人群，推荐提前接种甲型肝炎疫苗或注射免疫球蛋白。男 - 男同性恋人群中甲型肝炎发病数也在不断增多，这与不洁性行为有关，比如口交、肛交及手淫等。

HEV 共有 4 种基因型，其中 1 型和 4 型 HEV 在我国流行。1 型 HEV 只感染人，多为水源性传播，1986~1988 年，我国新疆南部地区发生了迄今为止我国最大规模的戊型肝炎暴发流行。4 型 HEV 主要通过人畜共患的形式传播，猪是病毒的主要宿主，鹿及其他哺乳类动物体内也会带毒，人生吃带病毒动物的肉或内脏可以感染 HEV。带病毒的人和猪的粪便污染水源，便会进一步扩散流行范围。据上海市疾病预防控制中心监测发现，上海地区屠宰场生猪胆汁中戊型肝炎的检出率在 7% 左右，而从人和猪体内分离到的 HEV 病毒株基因同源性达到 90% 以上，提示猪在戊型肝炎的传播中扮演了重要角色。生吃猪肉，特别是猪内脏有感染戊型肝炎的风险，日本厚生劳动省于 2015 年颁布禁令，禁止餐饮店提供生猪肝和生猪肉，要求猪肉至少达到"中心 63 ℃加热 30 分钟"的标准。烹煮猪肉时，砧板应生熟分开，接触过生肉后要及时洗手消毒。此外，有案例报道输血也可传播 HEV，据监测上海市人群 HEV 感染率大于 20%，而大多数表现为隐性感染或轻症患者，还有报道因免疫低下等原因造成感染 HEV 后慢性化，故经血传播也值得重视。

甲型或戊型肝炎病毒的传播与不安全的水或食物、卫生条件差和不良个人卫生习惯有着紧密联系，所以生活中要养成不吃生食，不饮用生水，饭前便后勤洗手等良好习惯。

Q17 乙型肝炎是如何传播的？

乙型肝炎主要经血液、母婴以及性接触传播。

• 人体常因为破损的皮肤或黏膜接触被肝炎病毒感染的血液和体液（如：经血、阴道液和精液）而感染。比如：医疗活动中使用未经严格消毒的医疗器械或侵入性诊疗操作（如：口腔器械、针灸、内镜检查等）；使用未严格消毒器械进行文身、扎耳洞、修足可引起感染；家庭内日常生活接触，如：共用剃须刀、牙刷及搓澡巾等均可引起病毒感染；静脉注射毒品；无安全防护的男－男性行为或伴侣间的性接触等。这里必须重点强调的问题是日常生活接触（比如：打喷嚏、咳嗽、近距离交谈、亲吻、握手、拥抱和共同用餐等行为），或者吸血昆虫叮咬（如蚊子、臭虫等）均不会传播和感染 HBV 或 HCV。

• 母婴传播是我国婴幼儿乙型肝炎病毒感染的主要形式，分为宫内感染、分娩过程中吸入母血和产后密切接触感染 3 种类型。影响母婴传播的主要因素为病毒载量、分娩方式、重叠 HIV 感染等。丙型肝炎母婴传播的发生概率较低，且尚无有效的母婴阻断方法。

• 乙型肝炎患者或病毒携带者的唾液、精液和阴道分泌物中均可检测到乙型肝炎病毒，未接种疫苗的男－男性行为者、伴侣间未采取有效防护措施性生活者，尤其容易通过性行为而被感染。

Q18 丙型肝炎是如何传播的？

丙型肝炎传播途径与乙型肝炎相同，但丙型肝炎病毒的感染能力比乙型肝炎病毒弱，故以血液传播较为多见。经输血和血制品、单采血浆还输血细胞传播曾是丙型肝炎最常见的传播方式，曾经发生过血友病患者因输入被污染的第八因子（抗血友病球蛋白A）而发生丙型肝炎的暴发流行。我国自1993年对献血员筛查抗–HCV，2015年开始对抗–HCV阴性献血员筛查HCV RNA，经输血和血制品传播已很少发生。目前，丙型肝炎病毒最主要的传播方式为经破损的皮肤和黏膜传播。包括使用非一次性注射器和针头、未经严格消毒的牙科器械、内镜、侵袭性操作和针刺等。在某些地区，因静脉注射毒品导致HCV传播占60%~90%。一些可能导致皮肤破损和血液暴露的传统医疗方法也与HCV传播有关；共用剃须刀、共用牙刷、文身和穿耳环孔等也是HCV潜在的经血传播方式。

Q19 洗手能预防病毒性肝炎吗？

是的，洗手可以预防病毒性肝炎。尤其是通过消化道途径传播的甲型和戊型肝炎。

但是，洗手并不是擦擦肥皂就能搞定，需要使用手消毒剂进行消毒。让我们一起学习"六步洗手法"的口诀。第一步：掌心对搓；第二步：手心手背交替搓；第三步：双手交叉搓指缝；第四步：弯曲互握搓关节；第五步：交替揉搓大拇指；最后一步：指尖并拢搓掌心。防止"病从口入"，良好的个人卫生习惯应从小培养。如果家中已有甲型或戊型肝炎患者，家属及照料者更应勤洗双手，预防感染。

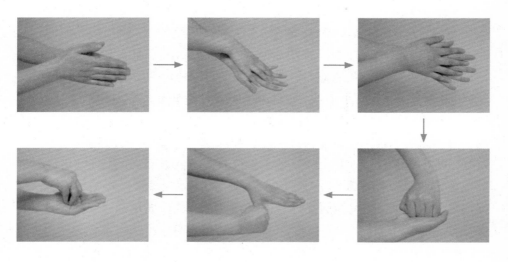

Q20 病毒性肝炎患者家里需要定期消毒吗？如何获得消毒服务？目前，社区卫生服务中心提供的病家消毒服务需要收费吗？

甲型肝炎主要经消化道途径传播，在患者住院后社区卫生服务中心会为患者家庭提供一次全面系统的消毒服务，我们称为"终末消毒"。如果患者留在家里治疗休养，则建议家属每天在家里进行日常消毒，做好粪便等排泄物的消毒处理，我们称为"随时消毒"。戊型肝炎与甲型肝炎一样通过消化道途径传播，但戊型肝炎在潜伏期的末期传染性很强，所以为了防止患者家属可能发生的继发感染，也建议患者家属或密切接触者，在医学观察期对家庭进行预防性的日常消毒。而乙型、丙型、丁型肝炎病毒主要通过血液和体液传播，所以只需对血液、体液等污染物，或被污染的物品进行消毒即可。

根据《中华人民共和国传染病防治法》和《疫源地消毒总则》的相关规定，社区卫生服务中心主要承担甲型或戊型肝炎患者家庭的上门消毒或消毒指导服务，消毒服务均免费提供。所以，为了您和家人的健康请积极配合和接受社区工作人员的消毒服务工作，如有具体问题可以咨询当地的疾病预防控制中心。对于乙型、丙型和丁型肝炎患者，社区卫生服务中心原则上不提供病家上门消毒或消毒指导，如有具体问题也可咨询当地的社区卫生服务中心或疾病预防控制中心。

Q21 家里有病毒性肝炎患者可以使用 84 消毒液消毒吗？

不同病原体对消毒剂的抵抗力不同。①煮沸消毒方式对于各型肝炎病原体均有效。② HAV 或 HEV 属于亲水型病毒，推荐使用含氯消毒剂，比如：84 消毒液等。③ HBV、HCV 或 HDV 属于亲脂型病毒，其对消毒剂的抵抗力低于亲水型病毒，含氯消毒剂仍然有效，还可以使用消毒能力稍弱且刺激性较低的其他消毒剂，比如：季铵盐消毒剂或医用乙醇等。

对于病毒性肝炎患者家庭消毒时，一般采用消毒剂喷雾、表面擦拭、浸泡、煮沸以及消毒剂覆盖搅拌等方法，如：患者的排泄物、分泌物可用漂白粉（固体消毒剂接触面积更大，效果更好）覆盖混匀消毒；患者使用过的餐具或饮具推荐煮沸消毒（15 分钟以上）或消毒剂浸泡消毒（30 分钟以上，根据消毒剂的使用说明适当调整）；一般患者接触过的台面用消毒剂擦拭消毒或者喷雾消毒即可。

（陈恺韵　施　阳　潘启超）

参考文献

[1] Organization W H. Prevention and control of viral hepatitis infection: framework for global action[J]. World Health Organization, 2012.

[2] Tei S, Kitajima N, Takahashi K, et al. Zoonotic transmission of hepatitis E virus from deer to human beings[J]. Lancet, 2003, 362:371-373.

[3] Boxall E, Herborn A, Kochethu G, et al. Transfusion-transmitted hepatitis E in a 'nonhyperendemic' country[J]. Transfusion Medicine, 2010, 16(2):79-83.

[4] Matsubayashi K, Kang J H, Sakata H, et al. A case of transfusion-transmitted hepatitis E caused by blood from a donor infected with hepatitis E virus via zoonotic food-borne route[J]. Transfusion, 2008, 48(7):1368-1375.

[5] WHO. Hepatitis A [EB/OL]. (2016-07)[2017-04] http://www.who.int/mediacentre/factsheets/fs328/en/.

[6] WHO. Hepatitis E [EB/OL]. (2016-07)[2017-04] http://www.who.int/mediacentre/factsheets/fs280/zh/.

[7] 中华医学会肝病学分会 . 慢性乙型肝炎防治指南 (2015 年版)[J]. 中国肝脏病杂志：电子版 , 2015, 19(3):1-18.

[8] WHO. Hepatitis C [EB/OL].(2016-07)[2017-04] http://www.who.int/mediacentre/factsheets/fs164/en/.

[9] Organization W H. Guidelines for the screening, care and treatment of persons with hepatitis C infection[J]. World Health Organization, 2014(172):343-346.

[10] Organization W H. WHO guidelines for the prevention, care and treatment of persons with chronic hepatitis B infection[J]. World Health Organization, 2015.

[11] Zhang H W, Yin J H, Li Y T, et al. Risk factors for acute hepatitis B and its progression to chronic hepatitis in Shanghai, China[J]. Gut, 2008, 57(12):1713-1720.

[12] WHO. Hepatitis B [EB/OL]. (2016-07)[2017-04] http://www.who.int/mediacentre/factsheets/fs204/en/.

[13] Centers for Disease Control and Prevention. When someone close to you has chronic hepatitis B [EB/OL]. (2016-07)[2017-04]https://www.cdc.gov/hepatitis/HBV/PDFs/HepBWhenSomeoneClose.pdf.

[14] 中华医学会肝病学分会 . 丙型肝炎防治指南 (2015 年版)[J]. 中国肝脏病杂志电子版 ,2015(3):19-35.

疫苗免疫

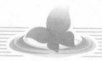

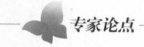 专家论点

目前我国上市使用的病毒性肝炎疫苗包括甲型肝炎疫苗（甲肝疫苗）、乙型肝炎疫苗（乙肝疫苗）和戊型肝炎疫苗（戊肝疫苗）3 种类型。接种疫苗是预防和控制这三种病毒性肝炎的最佳策略。丙型肝炎疫苗和治疗性乙型肝炎疫苗尚在研发过程中。

甲型肝炎疫苗

甲型肝炎疫苗分为减毒活疫苗和灭活疫苗两种，均具有很高的免疫原性，儿童和成人接种后均可对甲型肝炎形成长期的（可能是终身的）抵御能力[1]。

· 甲型肝炎减毒活疫苗：接种剂量 0.5 ml 或 1.0 ml（按疫苗说明书使用）。接种部位为上臂外侧三角肌下缘，接种途径为皮下注射。甲型肝炎减毒活疫苗不推荐加强免疫。注射免疫球蛋白者应间隔 ≥ 3 个月接种甲型肝炎减毒活疫苗[2-3]。已知对疫苗所含任何成分过敏者、以往接种疫苗后出现严重反应者、孕妇、免疫缺陷者、免疫功能低下者和接受免疫抑制剂治疗者，均不能接种甲型肝炎减毒活疫苗。

· 甲型肝炎灭活疫苗：有儿童和成人两种剂型别，全程免疫需要 2 剂，按照 0、6 个月程序接种（即接种第 1 针疫苗后，间隔 6 个月接种第 2 针疫苗）。接种部位和接种途径：接种部位为上臂外侧三角肌内，接种途径为肌内注射[2-3]。由于已知对疫苗所含任何成分过敏者及以往接种疫苗后出现严重反应者，孕妇、免疫缺陷、免疫功能低下和接受免疫抑制剂治疗者均不能接种甲型肝炎减毒活疫苗。孕妇不能接种甲型肝炎减毒活疫苗，因此如有明确的甲型肝炎病毒感染风险，可考虑接种甲型肝炎灭活疫苗[1]。2007 年我国已将"在 ≥ 18 月龄的儿童中接种甲型肝炎疫苗"纳入国家免疫规划；在开展儿童甲型肝炎疫苗接种工作的同时，推荐对高危人群接种甲型肝炎疫苗[4]。

乙型肝炎疫苗

在我国，母婴传播是乙型肝炎病毒（HBV）最主要的传播方式之一。HBV 感染后的慢性化比例与感染时的年龄密切相关，感染时年龄越小，成为慢性感染者的比例越高[5]。如果在新生儿期发生 HBV 感染，90% 左右将成为慢性 HBV 感染，并在成年后易发展成肝硬化和原发性肝细胞癌；在婴幼儿时期和 ≥ 5 岁感染 HBV 的患者中，分别有 25%~30% 和 5%~10% 将发展成慢性感染。为此，我国原卫生部于 1992 年将乙型肝炎疫苗纳入儿童计划免疫管理，提倡所有新生儿自费接种乙型肝炎疫苗；2002 年乙型肝炎疫苗纳入国家计划免疫，对所有新生儿免费接种乙型肝炎疫苗，但需支付接种费用；2005 年 6 月 1 日起所有国家计划免疫疫苗的预防接种实现免费[6-7]。2008 年，上海市在全国第一个将免费接种人群扩大至 18 岁人群以下所有人群以及特殊人群（大中专新生、临床医师等）。2010 年，上海市又依据"自愿和免费"的原则，将乙型肝炎疫苗接种服务推广至全市 18 岁以上的常住人口，成为国内首个对常住人口开展乙型肝炎疫苗接种全覆盖管理的城市。

乙型肝炎疫苗的接种对象，除新生儿外还推荐以下人群：①婴儿、儿童和青少年（≤ 18 岁）中未免疫人群。在 HBV 感染的中、低流行区，乙型肝炎病例相当一部分为大龄儿童和青少年[8]。②自愿接种乙型肝炎疫苗的 18 岁以上高危人群，比如存在性暴露感染风险的人群，包括男 - 男同性性行为、多性伴侣者、性伴侣为 HBsAg 阳性者及性传播疾病者；存在职业暴露风险的人群，包括医务人员、医学院校学生、救援（公安、司法、消防、应急救灾等）人员，以及福利院、残障机构和托幼机构等工作人员；存在经皮肤和黏膜暴露血液风险的人群，包括经常接受输血或血液制品者、介入治疗者、HBV 感染者的家庭成员、易发生外伤者、血液透析者、器官移植者以及静脉内注射毒品者等；其他人群，如其他慢性肝病患者、HBV 高流行区的居住者及旅行者、免疫缺陷或免疫低下者、HIV 阳性者、军队新兵和高校大学生 [9, 10]。

乙型肝炎疫苗接种禁忌证：已知对疫苗所含任何成分过敏者及以往接种乙型肝炎疫苗后出现超敏症状者；患急性疾病、严重慢性疾病者；慢性疾病的急性发作期；如有发热、严重感染，应暂缓接种。孕妇和哺乳期妇女不是乙型肝炎疫苗接种禁忌人群，早产儿和 HIV 阳性者均可接种疫苗 [3, 11]。

与以往的血源性乙型肝炎疫苗不同，目前应用的乙型肝炎疫苗为基因工程疫苗，其主要成分是由酵母菌或中国仓鼠卵巢细胞（CHO 细胞）表达的乙型肝炎表面抗原（HBsAg），不含感染性的 HBV 颗粒，因此不会导致接种者的意外感染 [13]。故从乙型肝炎疫苗的成分分析及对各类人群乙型肝炎疫苗免疫实践也证明，接种乙型肝炎疫苗前不筛查是安全的。

乙型肝炎疫苗全程接种共需 3 剂，按照 0、1 个月、6 个月程序，即接种第 1 剂疫苗后，间隔 1 个月及 6 个月注射第 2 及第 3 剂疫苗。新生儿首剂疫苗应当在出生后 24 小时内接种，其中 HBsAg 母亲所生的新生儿最好在出生后 12 小时内接种。对于未完成全程免疫接种程序者，需尽早补种，补齐未接种剂次即可。第 1 剂与第 2 剂间隔应 ≥ 28 天，第 2 剂与第 3 剂间隔应 ≥ 60 天。接种部位为上臂外侧三角肌或大腿前外侧中部，小于 24 个月的新生儿和婴儿建议接种大腿前外侧肌肉。接种途径为肌内注射。接种剂量根据疫苗种类和受种者的年龄而定，成人接种剂量一般为每次 20 μg 酵母或 CHO 细胞基因工程疫苗。≤ 15 月龄的婴儿、儿童和青少年的剂量是成人推荐剂量的

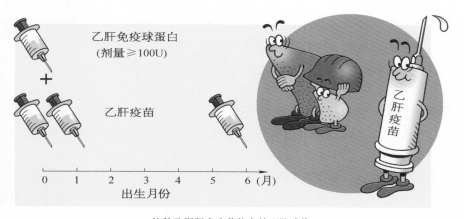

接种乙型肝炎疫苗能有效预防感染

一半。HBsAg 阳性母亲所生新生儿，接种重组酵母乙型肝炎疫苗 10 μg 或重组 CHO 细胞乙型肝炎疫苗 20 μg，同时在出生后 12 小时内按医嘱在与接种乙型肝炎疫苗不同的部位肌内注射 100 国际单位（U）乙型肝炎免疫球蛋白（HBIG）。对于免疫功能低下或无应答者，包括血液透析和器官移植等患者，可按照 "0~1~2~6 个月" 程序，每次接种 60 μg 的乙型肝炎疫苗 [4, 11, 12]。

　　疫苗因素、机体因素、疾病因素和不良嗜好均会影响乙型肝炎疫苗接种效果 [14]。接种乙型肝炎疫苗后有抗体应答者的保护效果一般至少可持续 12 年，因此，一般人群不需要进行抗-HBs 监测或加强免疫。但对高危人群可进行抗-HBs 监测，如抗-HBs < 10 mU/ml，可给予加强免疫 [12]。

戊型肝炎疫苗

　　戊型肝炎主要通过粪－口途径传播。由于很难将环境卫生和干净水源供应提高到足以预防戊型肝炎传播的水平，因此接种戊型肝炎疫苗是一种行之有效的方法 [15]。全球首支戊型肝炎疫苗已于 2012 年在中国上市，Ⅲ 期临床试验结果已证明其安全有效。全程接种后的 1 年内，保护率高达 100%[16]；4.5 年有效性研究显示，按照免疫程序接种 3 针疫苗后 4 年内，保护率为 93.3%，且未发现存在长期安全性问题 [17]。戊型肝炎疫苗的接种对象为 16 岁及以上易感人群，并推荐用于戊型肝炎病毒感染的高风险人群，如慢性肝病患者、育龄期妇女、老年人、学生、部队官兵、餐饮业人员、畜牧养殖者、疫区旅行者等。戊型肝炎疫苗标准免疫程序为 0、1 个月、6 个月接种，即在接种第 1 剂戊型肝炎疫苗后，间隔 1 个月及 6 个月注射第 2 及第 3 剂疫苗。接种部位为上臂三角肌肌内注射。为了获得最佳保护效果，建议按规定程序完成 3 针戊型肝炎疫苗免疫接种 [18]。

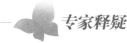专家释疑

Q22 接种肝炎疫苗需要付费吗？肝炎疫苗在哪里接种？

　　2005 年 6 月 1 日起，所有国家计划免疫疫苗的预防接种实现免费，例如：新生儿接种乙型肝炎疫苗、儿童接种甲型肝炎疫苗等。2008 年，上海市

在全国第一个将免费接种人群扩大至 18 岁以下所有人群以及特殊人群（大中专新生、临床医师等）。2010 年，上海市又依据"自愿和免费"的原则，将乙型肝炎疫苗接种服务推广至全市 18 岁以上的常住人口，成为国内首个对常住人口开展乙型肝炎疫苗接种全覆盖管理的城市。目前，上海市实现对全市常住人口均免费接种乙型肝炎疫苗。但戊型肝炎疫苗属于二类疫苗，需付费接种。

目前，在上海市除新生儿在医院产科疫苗接种室接种第 1 剂乙型肝炎疫苗外，其余的肝炎疫苗均在社区卫生服务中心接种门诊接种。如学校、大型企业已经申请并开设了集体单位接种门诊，也可为本单位学生、职工等人员接种指定种类的疫苗。

Q23 甲型肝炎和戊型肝炎疫苗的推荐接种人群有哪些？

• 甲型肝炎疫苗的推荐接种对象为甲型肝炎病毒感染的高风险人群，比如：到甲型肝炎高度地方性流行地区旅行者、男 - 男性行为者、滥用注射类和非注射类毒品者、凝血因子障碍患者、与非人类灵长类动物密切接触的工作人员、慢性病毒性肝炎患者、食品加工从业者、医务人员、托儿所工作人员、收容所工作人员、学校师生、下水道工人等。强烈推荐上述人群接种甲型肝炎疫苗。

• 戊型肝炎疫苗的推荐接种对象为 16 岁及以上易感人群，尤其是戊型肝炎病毒感染的高风险人群，比如：育龄期妇女、老年人、学生或部队官兵、慢性肝病患者、餐饮业人员、畜牧养殖者、疫区旅行者等。

Q24 除新生儿外，我们还推荐哪些人群接种乙型肝炎疫苗？

• 婴儿、儿童和青少年（≤ 18 岁）中未免疫人群。在乙型肝炎中、低流行区，乙型肝炎发病相当一部分见于大龄儿童和青少年，且婴幼儿时期及 ≥ 5 岁感染 HBV 者中，分别有 25%~30% 及 5%~10% 将发展成慢性感染。

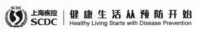

SCDC 上海疾控 健康生活从预防开始 Healthy Living Starts with Disease Prevention ·专家解说·

孙晓冬谈上海的乙肝疫苗接种策略

扫描二维码
观看专家解说视频

• 自愿接种乙型肝炎疫苗的 18 岁以上高危人群。例如：存在性暴露感染风险的人群，包括男－男同性性行为、多性伴侣者、性伴侣为 HBsAg 阳性者及性传播疾病患者；存在职业暴露风险的人群，医务人员、医学院校学生、救援（公安、司法、消防、应急救灾等）人员及福利院、残障机构和托幼机构等工作人员；存在经皮肤和黏膜暴露血液风险的人群，包括经常接受输血或血液制品者、介入治疗者、乙型肝炎患者或感染者的家庭成员、易发生外伤者、血液透析者及器官移植者、静脉内注射毒品者等；其他人群：如其他慢性肝病患者、HBV 高发区的居住者及旅行者、免疫缺陷或免疫低下者、HIV 阳性者、军队新兵和高校大学生等。

Q25　甲型肝炎或乙型肝炎疫苗接种禁忌证有哪些？

• 甲型肝炎疫苗接种禁忌证主要包括：已知对甲型肝炎疫苗所含任何成分过敏者及以往接种甲型肝炎疫苗后出现严重过敏反应者，孕妇、免疫缺陷、免疫功能低下和接受免疫抑制剂治疗者，均不能接种甲型肝炎减毒活疫苗。孕妇如有明确的甲型肝炎感染风险，可考虑接种甲型肝炎灭活疫苗。

• 乙型肝炎疫苗接种禁忌证主要包括：已知对乙型肝炎疫苗所含任何成分过敏者、以往接种乙型肝炎疫苗后出现严重过敏反应者、患急性疾病或严重慢性疾病者、慢性疾病急性发作期者，均不能接种乙型肝炎疫苗。有发热、严重感染等情况者，应暂缓接种乙型肝炎疫苗。但是，孕妇和哺乳期妇女不是乙型肝炎疫苗接种禁忌人群，早产儿和人类免疫缺陷病毒（HIV）阳性者均可接种乙型肝炎疫苗。

Q26　乙型肝炎或戊型肝炎疫苗必需全程接种 3 剂吗？对于未完成全程免疫程序者，是否需要补种？

为了获得足量的抗体和持久的保护效果，乙型肝炎或戊型肝炎疫苗必需按全程接种程序完成 3 剂疫苗的免疫接种。乙型肝炎或戊型肝炎的全程接种就是"0~1~6 个月"程序，即接种第 1 剂疫苗后，间隔 1 个月及 6 个月注射第 2 及第 3 剂疫苗；接种部位为上臂三角肌肌内注射。新生儿的第 1 剂乙型肝炎疫苗必需在出生后 24 小时内完成接种。乙型肝炎疫苗第 1 剂与第 2 剂疫苗接种间隔应 ≥ 28 天，第 2 剂与第 3 剂疫苗接种间隔应 ≥ 60 天。

如果未完成乙型肝炎或戊型肝炎疫苗的全程免疫程序，请尽快补种，补齐未接种剂次即可，剂次之间的时间间隔可咨询社区预防接种门诊医师。

Q27 接种乙型肝炎疫苗的保护效果可以维持多久？何时需要加强免疫？

接种乙型肝炎疫苗后有抗体应答者的保护效果通常至少可持续 12 年，因此一般人群不需要进行抗 –HBs 监测或加强免疫。但对于各类乙型肝炎感染高风险人群（参考 Q24），可定期监测抗 –HBs 水平；如抗 –HBs < 10 mU/ml，可给予加强免疫。

Q28 乙型肝炎表面抗原（HBsAg）阳性母亲所生新生儿应如何免疫？儿童乙型肝炎疫苗的接种部位和剂量？

乙型肝炎表面抗原（HBsAg）阳性母亲所生新生儿，推荐在出生后 12 小时内接种重组（酵母）乙型肝炎疫苗 10 μg 或重组（CHO 细胞）乙型肝炎疫苗 20 μg，同时按医嘱在与接种乙型肝炎疫苗不同的部位肌内注射 100 U 乙型肝炎免疫球蛋白（HBIG）。在出生后第 1 个月、第 6 个月再各接种一次乙型肝炎疫苗。2017 年开始，根据《上海市预防艾滋病、梅毒和乙肝母婴传播工作实施方案（2016 年版）》，上海市乙型肝炎感染孕产妇所生新生儿均可在产院免费注射高效价乙型肝炎免疫球蛋白（100 U）。

儿童乙型肝炎疫苗的接种部位为上臂外侧三角肌或大腿前外侧中部，肌内注射。小于 24 个月的新生儿和婴儿建议接种大腿前外侧肌肉。接种剂量根据疫苗种类和受种者的年龄而定，一般原则 ≤ 15 月龄的婴儿、儿童和青少年的剂量是成人推荐剂量的一半。

Q29 接种乙型肝炎疫苗会导致乙型肝炎病毒感染吗？乙型肝炎核心抗体（抗 –HBc）指标阳性还需要接种乙型肝炎疫苗吗？

接种乙型肝炎疫苗不会导致乙型肝炎病毒感染。目前所用乙型肝炎疫苗的有效成分是通过基因工程表达的乙型肝炎表面抗原，是通过酵母菌或 CHO 细胞表达的，因而不同于以往的血源性乙型肝炎疫苗制剂，不会含具有感染性的乙型肝炎病毒颗粒，接种这种基因工程乙型肝炎疫苗不会导致乙型肝炎病毒感染。

只要感染过乙型肝炎病毒（HBV），无论病毒是否被清除，乙型肝炎核心抗体（抗 –HBc）都会表现为阳性。对单项抗 –HBc 阳性的患者，建议进一步做血清 HBV DNA 检测，看是属于既往感染还是现症隐匿性 HBV 感染。对于血清 HBV DNA 阴性的单项抗 –HBc 阳性人群，可按标准程序接种乙型肝炎疫苗。

Q30 乙型肝炎疫苗接种后不产生抗体怎么办？血液透析和器官移植者如何接种乙型肝炎疫苗？

疫苗因素、机体因素、疾病因素和不良嗜好会影响乙型肝炎疫苗接种效果。对免疫功能低下或无应答者，应增加疫苗的接种剂量（如每剂 60 μg）和针次；对 3 剂免疫程序无应答者可再接种 1 剂 60 μg 或 3 剂 20 μg 乙型肝炎疫苗，并于第 2 次接种乙型肝炎疫苗后 1~2 个月检测血清中的乙型肝炎表面抗体；如仍无应答，可再接种 1 剂 60 μg 重组酵母乙型肝炎疫苗。同时，建议进一步做血清 HBV DNA 检测，看是否已经感染 S 抗原缺陷的 HBV。

对于血液透析和器官移植者，可按照 "0~1~2~6 个月" 程序，每剂接种 60 μg 的乙型肝炎疫苗。

Q31 目前，我国上市的乙型肝炎疫苗分哪些种类？

目前我国使用的乙型肝炎疫苗均为基因工程疫苗。按照乙型肝炎表面抗原（HBsAg）表达体系，基因工程乙型肝炎疫苗可分为酵母（包括重组啤酒酵母及汉逊酵母）乙型肝炎疫苗和中国仓鼠卵巢细胞（CHO）乙型肝炎疫苗。根据人群的年龄和免疫特点，每次接种剂量可分为 10 mg、20 mg 和 60 μg。此外，还有甲型肝炎和乙型肝炎联合疫苗。

Q32 目前，我国可以接种戊型肝炎疫苗吗？保护效果如何？

戊型肝炎病毒主要通过粪－口途径传播，但试图通过改善环境卫生和干净水源供应以预防戊型肝炎病毒传播是很难实现的。相较而言，接种戊型肝炎疫苗是一种行之有效的方法。全球唯一的戊型肝炎疫苗已于 2012 年在中国上市，Ⅲ期临床试验结果已证明其安全有效，全程接种后的 1 年内保护率高达 100%；4.5 年有效性研究显示，按照免疫程序接种 3 剂疫苗后 4 年内，保护率为 93.3%，且未发现存在长期安全性问题。

（胡家瑜）

参考文献

[1] WHO. WHO position paper on hepatitis A vaccines-June 2012[J]. WER, 2012, 87(28-29): 261-276.

[2] 国家卫生和计划生育委员会. 国家免疫规划疫苗儿童免疫程序及说明 (2016 年版)[J]. 中国

病毒病杂志, 2017, 2:81-86.

[3] 国家药典委员会. 中华人民共和国药典 (2015 年版) 三部 [M]. 北京：中国医药科技出版社, 2015: 150-156.

[4] Centers for Disease Control and Prevention. Prevention of hepatitis A through active or passive immunization: recommendations of the Advisory Committee on Immunization Practices (ACIP). MMWR 55(RR-7): 1-24, 2006.

[5] 戴志澄, 祁国明. 中国病毒性肝炎血清流行病学调查 1992-1995(上卷)[M]. 北京：科学技术文献出版社, 1997: 39-58.

[6] 中华医学会肝病学分会, 感染病学分会. 慢性乙型肝炎防治指南 [J]. 中华肝脏病杂志, 2005, 13(12): 881-891

[7] 崔富强, 龚晓红, 陈园生, 等. 中国乙型肝炎疫苗免疫策略及新生儿以外人群接种乙型肝炎疫苗的可行性分析 [J]. 中国疫苗和免疫, 2008, 14(6): 553-558.

[8] Lai C L, Ratziu V, Yuen M F, et al. Viral hepatitis B [J]. Lancet, 2003, 362(9401): 2089-2094.

[9] 中华预防医学会, 中国疾病预防控制中心免疫规划中心. 中国成人乙型肝炎免疫预防技术指南 [J]. 中华流行病学杂志, 2011, 32(12): 1199-1203.

[10] 北京市疾病预防控制中心. 北京市乙型肝炎成人高危人群乙型肝炎疫苗免疫接种技术指南 (试行)[J]. 中华预防医学杂志, 2013, 47(10): 963-965.

[11] Wodd Health Organization. Hepatitis B vaccines: weekly epidemiological record[J]. Geneva: 2009: 405-420.

[12] 中华医学会肝病学分会, 中华医学会感染病学分会. 慢性乙型肝炎防治指南 (2015 年版)[J]. 中华肝脏病杂志 (电子版), 2015, 7(3): 1-18.

[13] 廖雪雁, 庄辉. 乙型肝炎疫苗接种前不筛查是安全的 [J]. 中国预防医学杂志, 2010, 11(10): 973-974.

[14] 尹爱红, 张延学, 刘崇柏. 乙型肝炎疫苗免疫后低应答和无应答影响因素的探讨 [J]. 中国疫苗和免疫, 2002, 8(2): 104-106.

[15] Teshale E, Ward J W. Making hepatitis E a vaccine-preventable disease[J]. New England Journal of Medicine, 2015, 372(10): 899-901.

[16] Zhu F C, Zhang J, Zhang X F, et al. Efficacy and safety of a recombinant hepatitis E vaccine in healthy adults: a large-scale, randomised, double-blind placebo-controlled, phase 3 trial[J]. Lancet (London, England), 2010, 376(9744): 895.

[17] Zhang J, Zhang X F, Huang S J, et al. Long-term efficacy of a hepatitis E vaccine[J]. New England Journal of Medicine, 2015, 372(15): 2265.

[18] 李兰娟, 任红. 传染病学 [M]. 8 版. 北京：人民卫生出版社, 2013.

意外暴露后预防

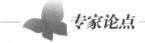专家论点

　　容易发生甲型肝炎、戊型肝炎病毒暴露对象包括：甲型肝炎、戊型肝炎患者或感染者的家庭成员或性伴侣，其他密切接触者（同事、同学或看护人），或有某个共同暴露来源情况者（水或食物）等。暴露于甲型肝炎病毒的未免疫人群，应在暴露后 2 周内采取预防措施：通常接种甲型肝炎灭活疫苗是首选；< 12 月龄儿童或老年人、免疫缺陷和慢性肝病患者推荐接种免疫球蛋白；除 < 12 月龄儿童外，上述人群在接种免疫球蛋白的同时还应在不同部位接种甲型肝炎灭活疫苗，并按照免疫程序两剂次疫苗接种[1-2]。戊型肝炎目前尚无意外暴露的预防措施，推荐高风险人群及时接种戊型肝炎疫苗。

　　容易发生乙型肝炎、丙型肝炎病毒意外暴露的对象包括：经皮肤（针刺、撕裂、咬伤）可能有乙型肝炎病毒的暴露（血液污染）；与乙型肝炎、丙型肝炎患者性接触者；家庭内与乙型肝炎、丙型肝炎患者密切接触者。乙型肝炎病毒暴露后预防原则：立即进行乙型肝炎标志物和肝功能检测（如 HBV DNA、乙型肝炎两对半、ALT 和 AST），并在 3 个月和 6 个月内复查。如已接种过乙型肝炎疫苗，且已知抗 -HBs ≥ 10 mU/ml 者，不用特殊处理。如未接种过乙型肝炎疫苗，或虽接种过乙型肝炎疫苗，但抗 -HBs < 10 mU/ml

或抗-HBs 水平不详，立即注射乙型肝炎免疫球蛋白（HBIG）200~400 U，并同时于不同部位接种 1 剂乙型肝炎疫苗（20 μg），于 1 个月和 6 个月后分别接种第 2 和第 3 剂（各 20 μg）。家庭内与乙型肝炎患者密切接触者，若确认没有血液和体液的暴露，可按照"0、1 个月、6 个月"程序接种乙型肝炎疫苗 [3]。

目前丙型肝炎虽然无有效的预防性疫苗，但已经可以实现临床治愈。所以，丙型肝炎的暴露后预防主要是定期血清学检测和随访，一旦暴露后出现了丙型肝炎抗体同时 RNA 阳性者，及时按照规范进行抗丙型肝炎治疗。

 专家释疑

Q33 医务人员如何避免乙型肝炎病毒的职业暴露？

医务人员在诊疗活动中应采取标准预防措施，包括进行有可能接触患者血液、体液的诊疗、护理、清洁等工作时应戴清洁手套，操作完毕脱去手套后立即洗手或进行卫生手消毒；使用后的针头不应回套针帽，确需回帽应单手操作或使用器械辅助，不应用手直接接触污染的针头、刀片等锐器；废弃的锐器应直接放入专用的锐器盒中，重复使用的锐器应放在防刺的容器内密闭运输和处理等。对于高危人员，如检验科抽血的医务人员、外科手术的医务人员和供应室清洗人员应进行乙型肝炎疫苗接种，尽可能避免由于乙型肝炎病毒的职业暴露而导致感染。

Q34 医务人员等高风险职业人群发生乙型肝炎病毒职业暴露后如何处置？

对于已接种过乙型肝炎疫苗，且已知抗-HBs $\geq$ 10 mU/ml 的医务人员

上海疾控 SCDC　健康生活从预防开始
Healthy Living Starts with Disease Prevention

·专家解说·

胡必杰谈病毒性肝炎的医院感染控制及医护人员个人防护

扫描二维码
观看专家解说视频

发生 HBV 职业暴露后，可以只按普通伤口进行清洗消毒包扎，不用做特殊处理。对于未接种过乙型肝炎疫苗，或虽接种过乙型肝炎疫苗，但抗 –HBs < 10 mU/ml 或抗 –HBs 水平不详的医务人员发生 HBV 职业暴露后，应立即注射乙型肝炎免疫球蛋白（HBIG）200~400 U，并同时于不同部位接种 1 剂乙型肝炎疫苗（20 μg），于 1 个月和 6 个月后分别接种第 2 和第 3 剂（各 20 μg）。医疗机构应建立规范的乙型肝炎职业暴露后处置流程，有条件的医疗机构应常规储备一定数量的高效价乙型肝炎免疫球蛋白，不能常规储备的也应有 24 小时内的购买渠道。城管、公安干警等其他高风险职业人群可参照医务人员处置。

Q35 丙型肝炎病毒意外暴露后是否需要特殊处理？

由于目前没有针对 HCV 的疫苗，发生暴露后没有针对性的药物可用于预防感染，免疫球蛋白和抗病毒药物均不推荐用于暴露后预防。庆幸的是，目前丙型肝炎已可实现临床治愈，故发生暴露后应尽快进行 HCV 抗体和肝功能检测作为基线，并于暴露后 4~6 个月进行随访追踪检测，如有显示感染应及时进行规范的抗病毒治疗至 HCV RNA 阴性。

Q36 与甲型肝炎、戊型肝炎患者同桌就餐后需要应急处理吗？

甲型肝炎、戊型肝炎病毒主要通过消化道途径传播，且在潜伏期末期、发病早期就有病毒排出，故在上述时间段内与甲型肝炎、戊型肝炎患者共同生活（如：同桌就餐），或者在甲、戊型肝炎高流行地区旅行或工作就有可能感染甲型肝炎或戊型肝炎。

虽然，1988 年上海市甲型肝炎大流行后，普通人群的 HAV 抗体的阳性率在 80% 左右，人群免疫屏障已经形成，但是少数未产生甲型肝炎抗体的人群在意外暴露后仍然有感染和发病的可能。所以，甲型肝炎病毒暴露的个体应立即检测 HAV 抗体，如抗体阳性可不做处理；阴性者建议接种甲型肝炎疫苗，有条件者还应加种甲型肝炎免疫球蛋白。对于戊型肝炎病毒暴露的个人，因目前尚无有效的意外暴露的预防措施，高风险人群建议接种戊型肝炎疫苗。

（陈越火　胡家瑜）

参考文献

[1] Advisory Committee on Immunization Practices (ACIP), Fiore A E, Wasley A, et al. Prevention of hepatitis A through active or passive immunization: recommendations of the Advisory Committee on Immunization Practices (ACIP)[J]. MMWR Recomm Rep, 2006, 55(RR-7): 1-23.

[2] Advisory Committee on Immunization Practices (ACIP), Centers for Disease Control and Prevention (CDC). Update: prevention of hepatitis A after exposure to hepatitis A virus and in international travelers. Updated recommendations of the Advisory Committee on Immunization Practices (ACIP)[J]. MMWR Morb Mortal Wkly Rep, 2007, 56(41): 1080-1084.

[3] 中华医学会肝病学分会, 中华医学会感染病学分会. 慢性乙型肝炎防治指南 (2015 更新版)[J]. 中华肝脏病杂志, 2015, 23(12): 888-905.

病毒性肝炎的垂直传播阻断

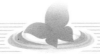

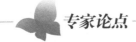 专家论点

病毒性肝炎是严重危害人类健康和生命的全球性传染病，我国是病毒性肝炎高发地区，传播途径包括粪－口传播、血液传播、性传播和母婴垂直传播等，其中垂直传播是婴幼儿感染乙型病毒性肝炎的主要途径。因此，如何降低和控制病毒性肝炎的垂直传播有利于优生优育、提高人口素质。

乙型肝炎病毒（HBV）

在我国，母婴垂直传播是导致 HBV 感染最主要的途径。乙型肝炎母婴传播有宫内感染、产时感染、产后感染 3 个途径。一般认为分娩过程中婴儿经口腔黏膜接触含有 HBV 的血液而感染是最主要的垂直传播途径。其次是宫内感染，其传播率小于 10%，相对来说经羊水传播的可能性较为罕见[1]。对于这两种方式的传播，其阻断方法通常为产程中避免胎儿窒息，新生儿娩出后立即移至复苏台，离开母血污染的环境，彻底清除体表的血液、黏液、羊水，安全断脐，避免新生儿皮肤黏膜损伤[1, 2]。

目前大多数研究者认为分娩方式与母婴传播没有确切关系，可根据产科指征决定分娩方式[2]。但对 HBsAg 阳性母亲的新生儿，应在出生后 24 小时内尽早（最好在出生后 12 小时内）注射乙型肝炎免疫球蛋白（HBIG），剂量应 ≥ 100 U，同时在不同部位接种 10 μg 重组酵母乙型肝炎疫苗，在 1 个月和 6 个月时分别接种第 2 和第 3 剂乙型肝炎疫苗，可显著提高阻断母婴传播的效果 [1, 3]。

研究发现孕妇血清 HBV DNA 含量越高，胎儿发生宫内感染的危险性也越高。因此，为有效减少胎儿宫内 HBV 感染，对于 HBV DNA > 10^6 拷贝 /ml 的慢性乙型肝炎病毒感染的孕妇，在与患者充分沟通、知情同意基础上，宜在妊娠 24~28 周开始给予妊娠安全 B 级抗病毒药物，即替比夫定（LDT）或替诺福韦酯（TDF），产后 3 个月内可以停药，但停药后仍建议随访观察。考虑到年轻患者有将来潜在治疗的需要，应首选耐药屏障高的药物（即 TDF），并避免使用干扰素 [1]。

虽然乳汁中可检测到 HBV，但如果母亲乳头无溃破，新生儿和婴幼儿没有口腔黏膜破溃，且新生儿接受了规范的联合免疫，则通过母乳喂养传播 HBV 的风险极小，加之考虑到母乳对新生儿和婴幼儿健康成长的重要性，故应鼓励进行母乳喂养。另一方面，必需警惕的是，若母亲正在接受核苷（酸）类药物治疗，分娩后继续用药，则暂时不建议母乳喂养，以防通过乳汁将药物带给婴儿 [1, 2]。

此外，关于父婴传播目前尚未定论。有研究表明，父婴传播的危险性和母婴传播相比差异无统计学意义 [4]。尽管慢性乙型肝炎患者的精子中可检测到 HBV DNA，随着精子进入卵细胞，进而在子代细胞中复制，从而使后代成为乙型肝炎患者或病毒携带者，但这种传播方式的概率很小，几乎可以忽略不计。婚前母亲接种乙型肝炎疫苗免疫成功，也能有效避免 HBV 的父婴传播。

丙型病毒性肝炎（HCV）

大量临床资料均已证实，HCV 存在母婴垂直传播，但有关 HCV 垂直传播的报道差异性较大。HCV 垂直传播途径也是通过胎盘、分娩过程、生殖细胞及出生后感染。抗 -HCV 阳性母亲将 HCV 传播给新生儿的危险性约 2%；若母亲在分娩时 HCV RNA 阳性，则传播的危险性可高达 4%~7%；合并 HIV 感染时，传播的危险性增至 20%。HCV 病毒高载量可能增加传播的危险性 [5]。另一方面，HCV 尚无预防疫苗。因此，对 HCV RNA 阳性的孕妇，应避免羊膜腔穿刺，尽量缩短分娩时间，保证胎盘的完整性，减少新生儿暴露于母血的机会，从而降低母婴传播的风险。

甲型肝炎病毒（HAV）

HAV 主要通过粪－口途径传播，对于胎儿一般不会发生母婴垂直传播，即宫内或分娩不会传播。若母亲罹患 HAV 感染，则新生儿出生后以隔离和人工喂养为宜。此外还可于产后 24 小时给新生儿注射丙种球蛋白 1 次，以减少传染机会。

戊型肝炎病毒（HEV）

HEV 在孕妇中的发病率高，病情重，且较易发展为肝衰竭，病死率高达 30% 以上，原有慢性 HBV 感染者或晚期孕妇感染 HEV 后病死率更高。国内对于 HEV 母婴传播的研究甚少。近年研究者发现孕妇感染 HEV 可通过母婴垂直传播，易引起流产、早产、死胎、死产及新生儿窒息等[6]。有学者报道，HEV 的宫内感染是普遍存在的，这种感染明显提高了新生儿的患病率和病死率[7]。目前我国已研制成功戊型肝炎疫苗，育龄期妇女适时预防接种对降低孕期 HEV 感染风险将具有重要意义；但尚无针对 HEV 的特异性被动免疫预防措施。总之，应加强孕妇的保健及个人卫生意识，防止孕期感染 HEV，对孕妇感染 HEV 应做到早发现、早治疗，全面评估戊型肝炎孕妇的病情，防止胎儿宫内感染和新生儿经产程感染，从而预防 HEV 的母婴垂直传播，改善孕产妇及新生儿的预后。

 专家释疑

Q37 乙型肝炎病毒感染者可以怀孕吗？

大多数乙型肝炎病毒感染者可以怀孕和生育，但应把握与病情和治疗的关系，遵循以下指导意见：

• 肝功能明显异常的妇女，应及时治疗并在肝功能恢复稳定和休息一段时间后（通常休息半年后）再考虑怀孕。

- 乙型肝炎肝硬化失代偿期患者，原则上不建议怀孕和生育。

- 对于有抗病毒治疗指征且有强烈治疗愿望的乙型肝炎表面抗原（HBsAg）阳性育龄妇女，可先考虑干扰素治疗。由于干扰素具有致畸性，因此在干扰素治疗期间应采取可靠的避孕措施以防意外怀孕，在干扰素疗程结束并且停药至少6个月以后才能考虑怀孕。

- 若有抗病毒治疗指征但不适合或不愿意接受干扰素治疗，可考虑优先选用妊娠安全B级抗病毒药物进行治疗，比如：替比夫定（LDT）或替诺福韦酯（TDF）。大量的临床实例表明，育龄妇女在服用核苷类似物期间意外怀孕，在继续服药的情况下妊娠，所产后代并未发现明显异常。

- 对处于免疫耐受期的育龄妇女，可以先考虑生育，密切随访，根据病毒载量决定是否需要在妊娠末期3个月给予抗病毒干预以降低母婴传播风险。新生儿出生后及时按标准方案进行预防接种。

Q38 怀孕期间如果发现感染乙型肝炎怎么办？

我国对初次产检的孕妇进行筛查，对于乙型肝炎表面抗原（HBsAg）阳性的孕妇，应进一步检查HBV DNA、肝功能、血常规和肝脏B超。HBV DNA阳性，排除其他因素，肝功能显著异常（ALT ≥ 2×ULN）或者伴有肝硬化，在充分沟通和知情同意的情况下，经肝病科医师或感染科医师认真评估后，建议给予替比夫定（LDT）或替诺福韦酯（TDF）进行抗病毒治疗。肝功能正常或仅轻度异常（ALT < 2×ULN）且无肝硬化表现，建议暂不处理，继续随访观察。随访期间，如果出现ALT持续升高（ALT ≥ 2×ULN），可按照慢性乙型肝炎抗病毒指南处理。

Q39 妊娠期间患病毒性肝炎可以接受治疗吗？用药应如何选择？如果已经在治疗，是否需要换药？胎儿是否会受影响？

- 若妊娠期间患慢性乙型肝炎，应及时行肝功能检查及乙型肝炎病毒载量测定，对于氨基转移酶（俗称转氨酶）轻度升高者，可密切观察；肝脏病变较重者，可以使用妊娠B级药物（替诺福韦酯或替比夫定）抗病毒治疗。对于正在治疗而意外怀孕的慢性乙型肝炎患者，如应用干扰素治疗，胎儿会受影响，建议终止妊娠；如口服核苷类似物是妊娠B级药物（替比夫定或替诺福韦酯），可继续治疗；若应用的是恩替卡韦和阿德福韦酯，可能有致畸的风险，如患者决定继续妊娠，建议换用替诺福韦酯或替比夫定继续治疗，仍可以继续妊娠。

- 若妊娠期间患甲型肝炎和戊型肝炎，由于这两种肝炎有自限性，可视症状和肝功能进行对症处理。

- 若妊娠期间患丙型肝炎可暂不治疗，待胎儿娩出后可接受干扰素或小分子化合物进行治疗。

Q40 乙型肝炎病毒母婴阻断疗法可能失败吗?

乙型肝炎表面抗原（HBsAg）阳性母亲的新生儿，即使进行主动被动联合免疫，仍有 5%~15% 的新生儿阻断失败，成为慢性 HBV 感染者。如果 HBV DNA 高水平的孕妇在妊娠末期 3 个月加服替诺福韦酯（TDF）或替比夫定（LDT）以充分降低血清 HBV DNA 水平，则母婴阻断失败率可控制在 3% 以内。

Q41 如果妈妈是乙型肝炎病毒感染者，可以母乳喂养新生儿吗?

虽然母乳中可以检测到 HBV，但有报告显示人工喂养与母乳喂养对婴儿 HBV 感染差别不大，尤其是新生儿注射高效价乙型肝炎免疫球蛋白（100 U）以后。因此，对于未服用抗病毒药物的母亲，新生儿接受规范的联合免疫之后，鼓励进行母乳喂养。出于预防母婴传播的目的服用抗病毒药物的母亲，建议于产后 1~3 个月停药，停药后可以母乳喂养。若母亲正在服用抗病毒药物，分娩后继续用药，暂时不建议母乳喂养，但有研究表明替诺福韦酯（TDF）在乳汁中药物含量少毒性有限。

Q42 乙型肝炎病毒会通过父－婴的方式传播吗?

慢性乙型肝炎患者的精子中确实潜伏有乙型肝炎病毒，随着精子进入卵细胞，在受精卵形成胚胎过程中，乙型肝炎病毒也在不断增殖，从而使后代成为病毒携带者或乙型肝炎患者。但这种传播方式的概率很小，几乎可以忽略不计。

·专家解说·

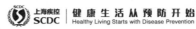

许洁谈乙肝孕妇如何生下健康宝宝?

扫描二维码
观看专家解说视频

Q43 丙型肝炎病毒感染者可以怀孕吗？

所有丙型肝炎病毒（HCV RNA）阳性的患者，只要有治疗意愿，无治疗禁忌证，均应先接受抗病毒治疗。直接抗病毒药物（DAAs）上市之前，干扰素联合利巴韦林治疗（PR方案）是我国现阶段丙型肝炎病毒感染者进行抗病毒治疗的主要方案，建议抗病毒治疗结束至少6个月后方可考虑怀孕。随着DAAs可及性的增加，未来通过DAAs先治愈丙型肝炎，再考虑怀孕已经完全成为可能。

Q44 如果妈妈是丙型肝炎病毒感染者，会把病毒传染给孩子吗？在妊娠期间进行丙型肝炎抗病毒治疗对胎儿有影响吗？

文献报道：丙型肝炎抗体（抗-HCV）阳性母亲将丙型肝炎病毒传染给新生儿的危险性约2%。若母亲在分娩时丙型肝炎病毒（HCV RNA）阳性，则传染的危险性可高达4%~7%；如合并人类免疫缺陷病毒（HIV）感染时，传染的危险性增至20%。丙型肝炎病毒高载量可能增加母婴垂直传播的危险性。对丙型肝炎病毒（HCV RNA）阳性的孕妇，应避免羊膜腔穿刺，尽量缩短分娩时间，保证胎盘的完整性，减少新生儿暴露于母血的机会。接吻、拥抱、打喷嚏、咳嗽、食物、饮水、共用餐具和水杯、无皮肤破损及其他无血液暴露的接触一般不传染丙型肝炎病毒。

由于目前常用的抗丙型肝炎治疗方案中干扰素和利巴韦林以及直接抗病毒药物（DAAs）均有明确的胎儿致畸风险，因此，不建议丙型肝炎患者在妊娠期间进行抗病毒治疗，应于产后6个月至1年再根据病情及时选择合适的抗病毒治疗方案。

Q45 如果妈妈是丙型肝炎病毒感染者，可以母乳喂养新生儿吗？

丙型肝炎病毒广泛存在于身体血液、其他体液及乳汁中，理论上讲，如果新生儿和婴幼儿有口腔黏膜破溃等易暴露于母亲体液的情况，则丙型肝炎感染的母亲母乳喂养有增加新生儿和婴幼儿丙型肝炎传染的风险。但目前大多数学者认为，感染丙型肝炎病毒的母亲母乳喂养与人工喂养相比，未增加新生儿感染丙型肝炎病毒的风险。因此有专家指出，对于慢性丙型肝炎病毒感染的产妇，只要其艾滋病抗体阴性且无静脉注射毒品，即可进行母乳喂养。但丙型肝炎病毒（HCV RNA）载量较高者（$\geq 1 \times 10^5$ U/ml），可能通过母乳或通过婴儿吸吮破损的乳头而使婴儿感染，这些母亲最好避免母乳喂养。此外，肝功能异常或在接受抗病毒药物治疗期间的丙型肝炎病毒感染母亲不建议哺乳。

Q46 如果妈妈在孕期感染甲型肝炎或戊型肝炎病毒，会传染给新生儿吗？

甲型肝炎病毒主要通过粪－口途径传播，一般不会发生母婴垂直传播，即宫内或分娩过程均不容易发生传播。

近年研究者发现孕妇感染戊型肝炎可能发生母婴垂直传播，易引起流产、早产、死胎、死产及新生儿窒息等。有学者报道，戊型肝炎病毒的宫内传染是普遍存在的，这种传染明显提高了新生儿的患病率和病死率。因此，建议加强孕妇保健及个人卫生，防止孕妇感染戊型肝炎病毒。同时，一旦孕妇感染病毒，应做到早发现、早诊断和早治疗，全面评估孕妇病情，防止胎儿产程感染，预防垂直传播，改善孕产妇及新生儿和婴儿的预后。

（许　洁）

参考文献

[1] 中国肝炎防治基金会，中华医学会感染病学分会，中华医学会肝病学分会，等．乙型肝炎母婴阻断临床管理流程 [J]. 中华肝脏病杂志，2017, 25(4): 254-256.
[2] 乙型肝炎病毒感染女性生育管理专家委员会．乙型肝炎病毒感染女性生育管理专家共识 [J]. 中华实验和临床感染病杂志（电子版），2014, 8(1): 104-107.
[3] 中华医学会肝病学分会，中华医学会感染病学分会．中国慢性乙型肝炎防治指南 [J]. 中国肝脏病杂志（电子版），2015, 7(3): 1-18.
[4] 陈起燕，张荣莲，黄欣欣，等．乙肝父婴垂直传播的临床观察 [J]. 中国妇幼保健，2013, 28(11): 1747-1748.
[5] 中华医学会肝病学分会．丙型肝炎防治指南 [J]. 中华传染病杂志，2004, 7(2): 369-375.
[6] 曹建英．妊娠期感染悟性肝炎病毒对母婴的影响 [J]. 中华传染病杂志，2012, 30(9): 548-550.
[7] 张青叶．戊型肝炎的垂直传播 [J]. 国际流行病学传染病学杂志，1995, 11(8): 144-145.

3

病 原 学

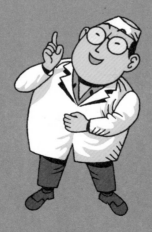

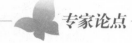 专家论点

病毒性肝炎主要由甲型肝炎病毒（HAV）、乙型肝炎病毒（HBV）、丙型肝炎病毒（HCV）、丁型肝炎病毒（HDV）和戊型肝炎病毒（HEV）等五型嗜肝病毒感染引起。

甲型肝炎病毒（HAV）

HAV 属于小 RNA 病毒科、嗜肝病毒属，人和脊柱动物是其自然宿主。1973 年科学家首次通过电子显微镜在患者粪便中观察到病毒颗粒[1]。HAV 病毒颗粒直径约 27 nm，呈球形，由内及外分别为病毒核酸和衣壳（二十面体），无包膜。HAV 基因自发突变频率为 1.73×10^{-4}~9.76×10^{-4}/（位点·年），低于其他小 RNA 科的病毒[2]。HAV 仅有 1 种血清型，但有 7 种基因型（1~7 型），其中感染人类的为 1~4 型，1 型和 3 型又分别可分为 A、B 两种亚型，最新研究提示 2 型和 4 型应为同一型的两种亚型[2]。我国最常见的为 1A 型，其次为 1B 型。HAV 对外界环境抵抗力较强，在水源、土壤及毛蚶等水产品中可存

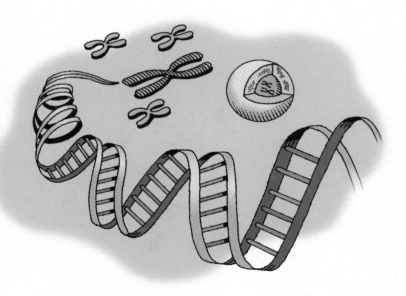

活数天至数月，并可耐受酸碱（pH 2~10）、有机溶剂及 60 ℃以下温度 [3]。

乙型肝炎病毒（HBV）

HBV 属于嗜肝 DNA 病毒科、正嗜肝 DNA 病毒属。1970 年科学家首次通过电子显微镜在患者血清中观察到病毒颗粒 [3]。电镜下可见 3 种形态的病毒颗粒：

· 大球形颗粒：即 Dane 颗粒，直径 42 nm，由内及外分别为病毒核酸、衣壳（二十面体）及包膜。包膜主要由来自人类细胞膜的脂质双分子层和病毒包膜蛋白构成。病毒包膜蛋白包括：主蛋白即乙型肝炎病毒表面抗原（HBsAg）、中蛋白即 HBsAg 和前 S2 抗原（PreS2）构成的融合蛋白、大蛋白即 HBsAg 和 PreS2 及前 S1 抗原（PreS1）构成的融合蛋白。构成病毒衣壳的蛋白即病毒核心抗原（HBcAg）。Dane 颗粒具有感染性。

· 小球形颗粒：直径 22 nm，主要成分为 HBsAg，无感染性。

· 管型颗粒：直径 22 nm，长为 50~500 nm，由小球形颗粒串联而成，无感染性。HBV 基因自发突变频率为 2.2×10^{-6}~7.9×10^{-5}/（位点·年）[4-6]，低于 RNA 病毒但明显高于其他 DNA 病毒，在抗病毒治疗压力下突变频率显著提高。

HBV 共有 adr、adw、ayr、ayw 等 4 种血清型。我国汉族以 adr 感染为主，少数民族以 ayw 感染为主；欧美以 adw 感染为主。HBV 共有 10 种基因

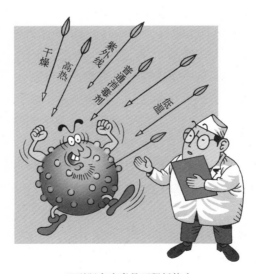

乙型肝炎病毒具顽强抵抗力

型（A~J），我国以 B 型（南方为多）和 C 型（北方为多）为主，也有少量 A 型、D 型、B/C 型混合感染及 C/D 重组体感染。不同基因型 HBV 生物学特性及感染后的临床转归存在一定差异，如 B 型和 C 型较其他基因型 HBV 容易通过母婴垂直传播，C 型 HBV 感染较 B 型更易进展成肝硬化和肝癌[7]。

HBV 对外界环境抵抗力较强，30~32 ℃可存活至少 6 个月，−20 ℃可存活 15 年[8]，对干燥环境及紫外线均有抵抗性。

丙型肝炎病毒（HCV）

HCV 属于黄病毒科、丙型肝炎病毒属。1989 年科学家首次从非甲非乙型病毒性肝炎患者血浆中鉴定[9]。HCV 病毒样颗粒大致呈球形，直径 50 nm，有包膜和表面突起。HCV 基因自发突变频率约为 1.8×10^{-4}/（位点·年）[10]，在抗病毒治疗压力下突变频率可增高。HCV 主要有 6 种基因型及 11 种亚型，我国以 1b 和 2a 型感染为主，欧美以 1a、1b、2a、2b、3a 型多见[11]。HCV 对外界环境抵抗力较弱，对酸、高温、有机溶剂、紫外线均敏感[3]。

丁型肝炎病毒（HDV）

HDV 属于丁型肝炎病毒属，是一种缺陷病毒，需要有 HBV 等病毒的辅助才能成为具有感染性的成熟病毒颗粒。1977 年科学家从 HBV 感染的重症患者血液中检测到一种新的核抗原，当时认为是 HBV 来源的，命名为 δ 抗原[12]；1986 年科学家才克隆了其完成的基因组，确定为一种新的病毒，命名为 HDV[13]。成熟的 HDV 病毒颗粒成球形，直径 35~37 nm，由内及外分别为病毒核酸和与之结合的丁型肝炎病毒抗原（HDVAg）、衣壳（二十面体）、包膜（即含有 HBsAg 的脂质双层）[14]。HDV 基因自发突变频率约为 3.18×10^{-3}/（位点·年）[15]。HDV 仅有一种血清型，基因型至少有 8 种（1~8），HDV-1 广泛分布于北美、欧洲、非洲、东亚和西亚、南太平洋等地区，HDV-2 和 HDV-4 仅见于东亚地区。HDV 具有 HBV 包膜，因此对外界环境的抵抗力同 HBV。

戊型肝炎病毒（HEV）

HEV 属于肝炎病毒科、戊型肝炎病毒属，最早记录见于 1955 年印度新德里的暴发流行[16]，正式命名于 1983 年[17]。HEV 病毒颗粒直径为 32~34 nm，呈圆球形，无包膜。HEV 基因自发突变频率约为 1.4×10^{-3}/（位点·年）[18-19]。HEV 仅有一种血清型，基因型主要有 4 种（1~4）及 24 种亚型，1 型和 2 型仅感染人类，3 型和 4 型可感染人类及其他动物，我国以 1 型和 4 型感染为主。HEV 不稳定，4~8 ℃超过 3~5 天会自然降解，对高盐、氯仿敏感。

专家释疑

Q47 什么是甲型肝炎病毒（HAV）？

HAV 属于小 RNA 病毒科，嗜肝病毒属，人和脊柱动物是其自然宿主。1973 年科学家首次通过电子显微镜在患者粪便中观察到病毒颗粒。HAV 病毒颗粒直径约 27 nm，呈球形，由内及外分别为病毒核酸和衣壳（二十面体），无包膜。

HAV 基因组为单正链 RNA，由 5' 末端非编码区（5'NCR）、编码区、3' 末端非编码区（3'NCR）及 polyA 尾构成。5'NCR 序列最为保守，决定宿主细胞种类，并含有内部核糖体进入位点（internal ribosome entry site，IRES），为病毒蛋白起始翻译所必需。编码区仅有一个开放读码框（opening reading frame，ORF），分为 P1、P2、P3 三个功能区。P1 编码衣壳蛋白（VP1~VP3），P2 功能尚不完全清楚，P3 编码病毒基因组连接蛋白（启动病毒复制与稳定核

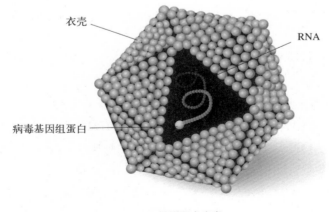

甲型肝炎病毒

酸结构）、蛋白酶（前体蛋白加工）及 RNA 聚合酶（病毒复制）。

HAV 仅有 1 种血清型，但有 7 种基因型（1~7 型），其中感染人类的为 1~4 型，1 型和 3 型又分别可分为 A、B 两种亚型，最新研究提示 1 型和 4 型应为同一型的两种亚型。我国最常见的为 1A 型，其次为 1B 型。

Q48 乙型肝炎病毒（HBV）、乙型肝炎病毒表面抗原（HBsAg）、乙型肝炎病毒表面抗体（抗-HBs）和乙型肝炎病毒血清型分别是什么意思？

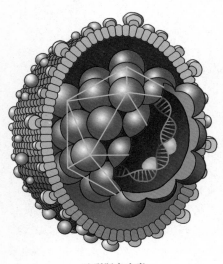

乙型肝炎病毒

HBV 属于嗜肝 DNA 病毒科、正嗜肝 DNA 病毒属。1970 年科学家首次通过电子显微镜在患者血清中观察到病毒颗粒。电镜下可见 3 种形态的病毒颗粒：

• 大球形颗粒：即 Dane 颗粒，直径 42 nm，由内及外分别为病毒核酸、衣壳（二十面体）及包膜。包膜主要由来自人类细胞膜的脂质双分子层和病毒包膜蛋白构成。病毒包膜蛋白包括：主蛋白即乙型肝炎病毒表面抗原（HBsAg）、中蛋白即 HBsAg 和前 S2 抗原（PreS2）构成的融合蛋白、大蛋白即 HBsAg 和 PreS2 及前 S1 抗原（PreS1）构成的融合蛋白。构成病毒衣壳的蛋白即病毒核心抗原（HBcAg）。Dane 颗粒具有感染性。

• 小球形颗粒：直径 22 nm，主要成分为 HBsAg，无感染性。

• 管型颗粒：直径 22 nm，长为 50~500 nm，由小球形颗粒串联而成，无感染性。

抗-HBs 是感染 HBV 或注射过乙型肝炎疫苗的人体针对 HBsAg 产生的抗体，具有保护性。

HBV 基因组为双链环状 DNA，长链为负链，共有 4 个 ORF：S、C、P 及 X。S 区编码包膜蛋白；C 区编码 e 抗原（HbeAg）和 HBcAg（一般不存在于血液循环中，无法检测）；P 区编码病毒 DNA 复制所需的酶；X 区编码多功能蛋白，与肝癌的发生密切相关。

HBV 共有 adr、adw、ayr、ayw 等 4 种血清型。我国汉族以 adr 感染为主，少数民族以 ayw 感染为主；欧美以 adw 感染为主。HBV 共有 10 种基因型（A~J），我国以 B 型（南方为多）和 C 型（北方为多）为主，也有少量 A 型、D 型、B/C 型混合感染及 C/D 重组体感染。不同基因型 HBV 生物学特性及感染后的临床转归存在一定差异，如 B 型和 C 型较其他基因型 HBV 容易通过母婴垂直传播，C 型 HBV 感染较 B 型更易进展成肝硬化和肝癌。

Q49 什么是丙型肝炎病毒（HCV）？

HCV 属于黄病毒科、丙型肝炎病毒属。1989 年科学家首次从非甲非乙型病毒性肝炎患者血浆中鉴定。HCV 病毒样颗粒大致呈球形，直径 50 nm，有包膜和表面突起。

HCV 基因组为单正链 RNA，由 5'NCR、编码区、3'NCR 构成。5'NCR 序列最为保守，含有 IRES，为病毒蛋白起始翻译所必需。编码区仅有一个 ORF，共编码 10 个蛋白，包括核心衣壳蛋白（C）、包膜蛋白 1（E1）、包膜蛋白 2（E2）3 种结构蛋白，RNA 复制及病毒装配所需的非结构蛋白。

HCV 主要有 6 种基因型及 11 种亚型，我国以 1b 和 2a 型感染为主，欧美以 1a、1b、2a、2b、3a 型多见。

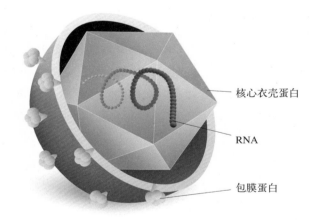

核心衣壳蛋白

RNA

包膜蛋白

丙型肝炎病毒

Q50 什么是丁型肝炎病毒（HDV），它是怎样被发现的？

HDV 属于丁型肝炎病毒属，是一种缺陷病毒，需要有乙型肝炎病毒（HBV）等的辅助才能成为具有感染性的成熟病毒颗粒。1977 年科学家从 HBV 感染的重症患者血液中检测到一种新的核抗原，当时认为是 HBV 来源的，命名为 δ 抗原；1986 年科学家才克隆了其完整的基因组，确定为一种新的病毒，命名为 HDV。

HDV 基因组为共价闭环单负链 RNA，被感染的肝细胞中存在与其互补的 RNA 称为抗基因组。HDV 基因组与抗基因组上存在数个 ORF，但仅抗基因组上的 ORF5 编码 HDVAg。

HDV 仅有一种血清型，基因型至少有 8 种（1~8），HDV-1 广泛分布于北美、欧洲、非洲、东亚和西亚、南太平洋等地区，HDV-2 和 HDV-4 仅见于东亚地区。

Q51 什么是戊型肝炎病毒（HEV），它是怎样被发现的？

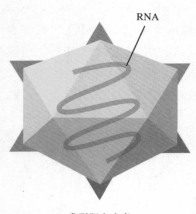

RNA

戊型肝炎病毒

HEV 属于肝炎病毒科、戊型肝炎病毒属，最早记录见于 1955 年印度新德里的爆发流行，正式命名于 1983 年。HEV 感染多表现为急性肝炎，孕妇感染往往表现为重症肝炎。

HEV 基因组为单正链 RNA，由 5'NCR、编码区、3'NCR 及 polyA 尾构成。编码区分为 5' 端非结构区和 3' 端结构区，有 3 个 ORF，部分重叠，ORF1 编码病毒复制所需的酶，ORF2 编码衣壳蛋白，ORF3 编码细胞骨架相关的磷酸化蛋白可下调宿主免疫应答。

HEV 仅有一种血清型，基因型主要有 4 种（1~4）及 24 种亚型，1 型和 2 型仅感染人类，3 型和 4 型可感染人类及其他动物，我国以 1 型和 4 型感染为主。

Q52 病毒性肝炎病毒在外界能生存多久？

• 甲型肝炎病毒（HAV）对外界环境抵抗力较强，在水源、土壤及毛蚶等水产品中可存活数天至数月，并可耐受较强的酸碱环境（pH 2~10）、有机溶剂及 60 ℃以下温度。

• 乙型肝炎病毒（HBV）对外界环境抵抗力较强，30~32 ℃可存活至少 6 个月，−20 ℃可存活 15 年，对干燥环境及紫外线均有抵抗性。

• 丙型肝炎病毒（HCV）对外界环境抵抗力较弱，对酸、高温、有机溶剂、紫外线均敏感。

• 丁型肝炎病毒（HDV）具有 HBV 包膜，因此对外界环境的抵抗力同 HBV。

• 戊型肝炎病毒（HEV）不稳定，4~8 ℃超过 3~5 天会自然降解，对高盐、氯仿敏感。

Q53 病毒性肝炎病毒容易变异吗?

所有病毒均存在一定频率的自发变异，通常 RNA 病毒的自发变异频率高于 DNA 病毒。各种肝炎病毒的自发变异频率如下：

• 甲型肝炎病毒（HAV）基因自发突变频率为 1.73×10^{-4}~9.76×10^{-4}/（位点·年），低于其他小 RNA 科的病毒。

• 乙型肝炎病毒（HBV）基因自发突变频率为 2.2×10^{-6}~7.9×10^{-5}/（位点·年）[4-6]，低于 RNA 病毒但明显高于其他 DNA 病毒。

• 丙型肝炎病毒（HCV）基因自发突变频率约为 1.8×10^{-4}/（位点·年）。

• 丁型肝炎病毒（HDV）基因自发突变频率约为 3.18×10^{-3}/（位点·年）。

• 戊型肝炎病毒（HEV）基因自发突变频率约为 1.4×10^{-3}/（位点·年）。

HBV 和 HCV 在抗病毒治疗中变异发生的频率会明显增高。

（王蓓丽　潘柏申）

参考文献

[1] Feinstone S M, Kapikian A Z, Purceli R H. Hepatitis A: detection by immune electron microscopy of a viruslike antigen associated with acute illness [J]. Science, 1973, 182(4116): 1026-1028.

[2] Cristina J, Costa-Mattioli M. Genetic variability and molecular evolution of hepatitis A virus [J]. Virus Res, 2007, 127 (2): 151-157.

[3] 李凡, 徐志凯. 医学微生物学 [M]. 8 版. 北京：人民卫生出版社, 2013.

[4] Kay A, Zoulim F. Hepatitis B virus genetic variability and evolution [J]. Virus Res, 2007, 127 (2): 164-176.

[5] Zhou Y, Holmes E C. Bayesian estimates of the evolutionary rate and age of hepatitis B virus [J]. J Mol Evol, 2007, 65 (2): 197-205.

[6] Paraskevis D, Magiorkinis G, Magiorkinis E, et al. Dating the origin and dispersal of hepatitis B virus infection in humans and primates [J]. Hepatology, 2013, 57(3): 908-916.

[7] Sarin1 S K, Kumar1 M, Lau G K, et al. Asian-Pacific clinical practice guidelines on the management of hepatitis B: a 2015 update [J]. Hepatol Int, 2016, 10(1): 1-98.

[8] 中华人民共和国卫生部. WS 299-2008 乙型病毒性肝炎诊断标准 [S/OL]. (2008-12-11) [2017-4-15] http://www.nhfpc.gov.cn/ewebeditor/uploadfile/2014/10/20141011154207296. PDF.

[9]   Choo Q L, Kuo G, Weiner A J, et al. Isolation of a cDNA clone derived from a blood-borne non-A, non-B viral hepatitis genome [J]. Science, 1989, 244(4902): 359-362.

[10] Pybus O G, Barnes E, Taggart R, et al. Genetic history of hepatitis C virus in East Asia [J]. J Virol, 2009, 83(2): 1071-1082.

[11] Nakan T, Lau G M, Lau G M, et al. An updated analysis of hepatitis C virus genotypes and subtypes based on the complete coding region [J]. Liver Int, 2012, 32 (2): 339-345.

[12] Rizzetto M, Canese M G, Arico S, et al. Immunofluorescence detection of new antigen-antibody system (delta/anti-delta) associated to hepatitis B virus in liver and in serum of HBsAg carriers [J]. Gut, 1977, 18(12): 997-1003.

[13] Wang K S, Choo Q L, Weiner A J, et al. Structure, sequence and expression of the hepatitis delta (delta) viral genome [J]. Nature, 1986, 323(6088): 508-514.

[14] Taylor J M. Hepatitis delta virus [J]. Virology, 2008, 344(1): 71-76.

[15] Chao Y C, Tang H S, Hsu C T. Evolution rate of hepatitis delta virus RNA isolated in Taiwan [J]. J Med Virol, 1994, 43(4): 397-403.

[16] Gupta D N, Smetana H F. The histopathology of viral hepatitis as seen in the Delhi epidemic (1955-56) [J]. Indian J Med Res, 1957, 45(Suppl.): 101-113.

[17] Bakayan M S, Andjaparidze A G, Savinskaya S S, et al. Evidence for a virus in non-A, non-B hepatitis transmitted via the fecal-oral route [J]. Intervirology, 1983, 20(1): 23-31.

[18] Cao D, Meng X J. Molecular biology and replication of hepatitis E virus [J]. Emerg Microbes Infect, 2012, 1(8): e17.

[19] Purdy M A, Khudyakov Y E. Evolutionary history and population dynamics of hepatitis E virus [J]. PLoS ONE, 2010, 5(12): e14376.

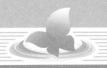

自然史和发病机制

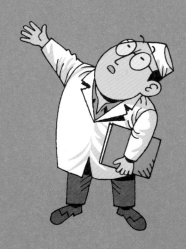

自 然 史

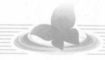

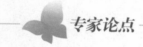 专家论点

乙型肝炎病毒感染的自然史

人感染乙型肝炎病毒（hepatitis b virus, HBV）后，病毒持续 6 个月仍未被清除者称为慢性 HBV 感染。慢性 HBV 感染反映了 HBV 复制和宿主免疫应答相互作用的动态过程。感染 HBV 的年龄是影响慢性化的最主要因素。我国 HBV 感染者多为围产期或婴幼儿时期感染，分别有 90% 和 25%~30% 的患者将发展成慢性感染 [1]。慢性 HBV 感染的自然史一般可分为 4 个期，即免疫耐受期、免疫清除期、非活动或低（非）复制期和再激活期，但这四期并不必然序贯发生。免疫耐受期的特点为 HBV 复制活跃，血清 HBV DNA 水平高，血清 HBsAg 和 HBeAg 阳性，但肝功能生化指标正常（如血清 ALT 水平），肝组织学无明显异常或仅有轻微炎症坏死。此期可持续 10~40 年，自发或药物诱导 HBeAg 血清学转换的发生率低（每年 < 5%），无或仅有缓慢肝纤维化的进展 [2, 3]。免疫清除期时，患者血清 HBV DNA > 2 000 U/ml，HBeAg 阳性，ALT 持续或间歇升高，肝组织学检查可见中度或严重炎症坏死。此期的炎症活动可以使 HBV DNA 下降，促进 HBeAg 血清学转换的发生，但也可能导致肝衰竭的发生。反复的肝脏炎症活动还可能促进肝纤维化的进展，部分可发展为肝硬化 [3]。非活动或低（非）复制期表现为

HBV DNA 低于检测下限，血清 HBeAg 阴性且抗－HBe 阳性，ALT/AST 水平正常，肝组织学无明显炎症，但免疫清除期发生严重肝损害的患者可出现非活动性肝硬化。此期患者中部分仍有病情反复或发生肝细胞癌（hepatocellular carcinoma, HCC）的风险 [2, 3]。5%~15% 的非活动期患者可出现一次或数次肝炎发作，此期被称为"再激活期"，表现为 HBeAg 阴性，抗－HBe 阳性，HBV DNA 水平升高（常 > 2 000 U/ml），ALT 持续或反复异常，即所谓的 HBeAg 阴性慢性乙型肝炎 [4]。也可再次出现 HBeAg 阳转。自发性 HBeAg 血清学转换的年发生率为 2%~15%[5, 6]。HBeAg 血清学转换后，每年有 0.5%~1.0% 的患者发生 HBsAg 清除 [8]。慢性乙型肝炎患者发展为肝硬化的估计年发生率为 2.1%[7]。HBV 感染是 HCC 的重要相关因素，肝癌的发生还与肝病的严重程度有关，代偿性肝硬化患者每年发生肝癌的概率为 6%，而普通 HBV 慢性感染者肝癌的年发生率低于 0.5%[8-11]。

丙型肝炎感染的自然史

暴露于丙型肝炎病毒（HCV）后 1~3 周，在外周血可检测到 HCV RNA[12]。急性 HCV 感染者出现临床症状时，仅 50%~70% 抗－HCV 阳性，3 个月后约 90% 患者抗－HCV 阳转。大约最高 50% 的急性 HCV 感染者可自发清除病毒，多数发生于出现症状后的 12 周内 [13]。病毒血症持续 6 个月仍未清除者为慢性感染，丙型肝炎慢性化率为 55%~85%。

HCV 感染进展多缓慢，有 10%~20% 的慢性丙型肝炎患者会发展成肝硬化，通常可以在感染后的第二或第三个 10 年中被诊断。肝硬化失代偿的年发生率为 3%~4%。一旦发生肝硬化，10 年生存率约为 80%；如出现失代偿，10 年的生存率仅为 25% [14]。

在感染 HCV 20 年后，慢性丙型肝炎发生 HCC 的危险性会增加至 1%~5%，发生 HCC 时，多数患者已存在肝硬化。肝硬化患者每年发生 HCC 的概率为 1%~4%。慢性丙型肝炎的进展速度在不同人群差异很大，已经公认饮酒、合并感染 HBV 或 HIV 是促进肝病进展的主要因素之一 [15]。HCC 在诊断后的第 1 年，死亡的可能性为 33%[16]。

甲型肝炎和戊型肝炎病毒感染的自然史

甲型肝炎病毒（HAV）感染的潜伏期为 15~45 天，平均 30 天。戊型肝炎病毒（HEV）感染的潜伏期为 2~10 周，平均 40 天。两者的临床表现类似，可表现为隐性感染、亚临床感染或临床感染，病程一般呈自限性，无慢性化。HAV 感染后病情的轻重主要与年龄有关，年龄越轻，症状相对较轻，年龄小于 1 岁和 5 岁的 HAV 感染者，无症状的比例分别为 99% 和 90%，15 岁以上的 HAV 感染者，显性感染的比例增加至 24%。儿童感染 HEV 后，多表现为亚临床型，成人则多为临床型感染。

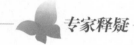 专家释疑

Q54 乙型肝炎病毒或丙型肝炎病毒的潜伏期有多长？什么是窗口期？

HBV 感染的潜伏期为 30~160 天，平均为 60~90 天。丙型肝炎有潜伏期，一般为 2~26 周，平均为 50 天。输血后丙型肝炎潜伏期为 7~33 天，平均为 19 天。

窗口期指的是病毒感染后，病毒出现在血液中直到可以检出足够多的相应病毒标志物（抗原或抗体）前的时期。在这段时间内，血清中无相应的抗原和抗体标志物，因此临床上容易造成漏诊。乙型肝炎窗口期为 56~59 天，丙型肝炎的窗口期为 3~6 个月，高于乙型肝炎。由于"窗口期"的存在，某些带有血液传染病病毒的献血者没有被检测出来，所以输血者仍然有输血后患病的风险。

Q55 什么叫活动性肝炎？

活动性肝炎是指肝脏持续存在炎症和纤维化活动，肝功能检查持续异常，以氨基转移酶（俗称转氨酶）升高为特征，病毒定量高，肝组织学有显著病变。HBeAg 阳性慢性乙型肝炎表现为 HBeAg 阳性，HBV DNA 高载量，肝功能异常，肝组织学显示中－重度的炎症和加速进展的纤维化。HBeAg 阴性慢性乙型肝炎表现为 HBeAg 阴性，HBV DNA 较高载量，肝功能异常，肝组织学显示中－重度的炎症和加速进展的纤维化。不论是哪一种肝炎活动，若未得到有效控制，均可发展为肝硬化。

欧洲肝病学会（EASL）2017 年发布的最新《EASL 临床实践指南：乙型肝炎病毒感染的管理》中，提出了"HBeAg 阳性慢性 HBV 感染"和

"HBeAg 阴性慢性 HBV 感染"的概念，分别相当于其他乙型肝炎指南所指的处于免疫耐受期的"无症状 HBV 携带者"和"非活动性 HBsAg 携带者"。这两种情况的共同特点是肝功能持续正常且肝组织损伤轻微，因而不同于活动性肝炎；最大区别则是前者 HBeAg 阳性且 HBV DNA 高度复制，后者 HBeAg 阴性且 HBV DNA 水平检测不出或很低。

Q56 病毒性肝炎是不是遗传性疾病？

病毒性肝炎不是遗传性疾病，但 HBV 和 HCV 均有母婴垂直传播的可能。围生（产）期传播是 HBV 母婴传播的主要方式，多为在分娩时接触 HBV 阳性母亲的血液和体液传播。部分婴儿在宫内即受到 HBV 感染，感染率为 5%~10%。宫内感染是乙型肝炎疫苗不能完全阻断母婴传播的最主要原因。国内的慢性 HBsAg 携带者中，约 40% 是通过母婴传播所致。抗-HCV 阳性母亲将 HCV 传播给新生儿的危险性约为 2%，若母亲在分娩时 HCV RNA 阳性，则传播的危险性可高达 4%~7%。

Q57 各型病毒性肝炎会有哪些并发症、后遗症？最严重的后果是什么？

• 甲型肝炎和戊型肝炎的病程一般呈自限性，预后良好。HAV 感染者急性重型肝炎的发生率极低。甲型肝炎的病死率低，一般在 0.1% 以下。50 岁以上的患者，病死率为 1.8%。孕妇罹患甲型肝炎的预后也很好，这一点与戊型肝炎完全不同。但对 HEV 而言，孕妇、HBsAg 携带者和老年人感染 HEV 后易发生急性重型肝炎。孕妇感染 HEV 后，还常发生流产和死胎。HBsAg 携带者重叠感染 HEV 后病情也较重。一旦发生重型肝炎，病死率很高，如不接受肝移植手术，则很难存活。戊型肝炎的病死率为 0.5%~4%，孕妇、慢性肝病患者、老年患者罹患戊型肝炎时，病死率显著升高。

• 慢性乙型肝炎（CHB）患者如果未定期随访和规范抗病毒治疗，最常见的并发症是肝硬化和肝癌。少数患者可出现肝衰竭。合并乙型肝炎相关性肾炎的患者也并不少见。终末期肝病患者易出现肝性脑病、门脉高压、脾功能亢进、上消化道出血等。肝衰竭患者易出现肝性脑病、消化道出血、肝肾综合征、继发肺部和腹腔感染、电解质紊乱等。相反，如果 CHB 患者接受定期随访和规范抗病毒治疗，基本可以延缓或阻止肝硬化、肝衰竭的发生，肝癌的发生风险也显著下降。但擅自停止口服核苷（酸）类似物（NAs）治疗的患者，仍有发生肝衰竭的风险（尤其是原有肝硬化的患者）。

• 慢性丙型肝炎（CHC）患者有 10%~20% 会发展成肝硬化。HCC 是慢性丙型肝炎主要的并发症之一。慢性 HCV 感染中有少数患者可有肝外表现，其原因尚不明。主要肝外表现有冷球蛋白血症、肾小球肾炎、淋巴组织增生紊乱、干燥综合征等。

Q58 急性甲型肝炎会转变成慢性病毒性肝炎吗？会转变成乙型或丙型肝炎吗？

急性甲型肝炎的病程一般呈自限性，无慢性化。急性甲型肝炎不会转变成乙型或丙型肝炎，但可合并感染 HBV 或 HCV。

Q59 乙型肝炎病毒或丙型肝炎病毒感染后多久会进展为肝硬化和肝癌？预后情况如何？

• 慢性乙型肝炎（CHB）患者肝硬化的年发生率为 2%~10%，代偿期肝硬化进展为肝功能失代偿的年发生率为 3%~5%，失代偿期肝硬化 5 年生存率为 14%~35%。非肝硬化 HBV 感染者的 HCC 年发生率为 0.5%~1.0%，肝硬化患者 HCC 年发生率为 3%~6%。随着 α 干扰素和核苷类似物的广泛应用、肝脏移植的开展、早期肝癌诊断率的提高，慢性乙型肝炎的预后得到了显著改善。重型肝炎患者预后较差，急性及亚急性重型肝炎的病死率约 50%。而慢

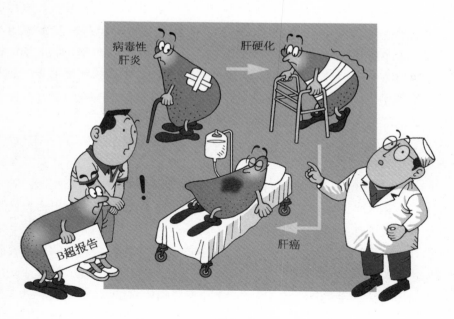

性重型肝炎病死率较高，约在 70% 以上。

• 慢性丙型肝炎（CHC）有 10%~20% 的患者会发展成肝硬化，通常可以在感染后的第二或第三个 10 年中被诊断。即使病情已经进展到肝硬化期，很多患者还可以生存 10 年，甚至更长时间。但是，一旦出现失代偿的情况，如出现黄疸、腹水、静脉曲张破裂出血和肝性脑病等，其生存率则出现急剧下降。在感染 HCV 20 年后，发生 HCC 的危险性会增加至 1%~5%；发生 HCC 时，多数患者已存在肝硬化。肝硬化患者每年发生 HCC 的概率为 1%~4%。肝硬化和 HCC 是慢性丙型肝炎患者的主要死因，一旦发生肝硬化，10 年生存率约为 80%；如出现失代偿，10 年的生存率仅为 25%。HCC 在诊断后的第 1 年，死亡的可能性为 33%。

Q60 乙型肝炎病毒携带者有机会一直不发病吗？是否会影响寿命？会癌变吗？

乙型肝炎病毒携带者包括无症状慢性 HBV 携带者（ASC）和非活动性 HBsAg 携带者两类。

• ASC 多为处于免疫耐受期的慢性 HBV 感染者，一般情况下患者肝内无炎症活动或仅有轻微炎症，但有相当一部分免疫耐受期患者在成年后随着免疫耐受的打破会出现肝炎活动。因此，无症状慢性 HBV 携带者应每 3~6 个月进行血常规、生物化学、病毒学、AFP、B 超和无创肝纤维化等检查，必要时行肝活体组织检查。若符合抗病毒治疗指征，应及时启动治疗。

• 非活动性 HBsAg 携带者长期病情稳定，但少部分患者有发展成 HBeAg 阴性 CHB 的可能，且长期随访仍有 HCC 的风险。因此建议每 6 个月进行血常规、生物化学、病毒学、AFP、B 超和无创肝纤维化等检查。若符合抗病毒治疗指征，也应及时启动治疗。

Q61 什么是乙型肝炎恢复期？

乙型肝炎恢复期是指既往有急性乙型肝炎或 CHB 病史，HBsAg 转阴，抗-HBs 阳性或阴性，抗-HBc 阳性，HBV DNA 低于检测下限，ALT 在正常范围。然而，有研究显示，HBsAg 消失后，仍有部分患者的肝脏中可检测出 HBV 共价闭合环状 DNA（cccDNA），当机体处于免疫抑制状态时，可能出现 HBV 再激活和乙型肝炎复发。

（喻一奇　张文宏）

参考文献

[1] Lai C L, Ratziu V, Yuen M F, et al. Viral hepatitis B[J]. Lancet, 2003, 362(9401): 2089-2094.

[2] 王贵强，王福生，成军，等. 慢性乙型肝炎防治指南 (2015 更新版)[J]. 中华肝脏病杂志，2015, 21(12): 219-240.

[3] Sarin S K, Kumar M, Lau G K, et al. Asian-Pacific clinical practice guidelines on the management of hepatitis B: a 2015 update[J]. Hepatology International, 2016, 10(1): 1.

[4] Mcmahon B J, Hoofnagle J H, Doo E. The natural history of chronic hepatitis B virus infection[J]. Seminars in Liver Disease, 2004, 24 Suppl 1(Supplement S5): 17.

[5] Yunfan L. Natural history of chronic hepatitis B virus infection and long-term outcome under treatment[J]. Liver International Official Journal of the International Association for the Study of the Liver, 2009, 29 Suppl 1(s1): 100.

[6] Liaw Y F. Hepatitis flares and hepatitis B e antigen seroconversion: implication in anti-hepatitis B virus therapy[J]. Journal of Gastroenterology & Hepatology, 2003, 18(3): 246–252.

[7] Chu C M, Hung S J, Lin J, et al. Natural history of hepatitis B e antigen to antibody seroconversion in patients with normal serum aminotransferase levels[J]. American Journal of Medicine, 2004, 116(12): 829.

[8] Fattovich G, Bortolotti F, Donato F. Natural history of chronic hepatitis B: special emphasis on disease progression and prognostic factors[J]. Journal of Hepatology, 2008, 48(2): 335-352.

[9] Mcmahon B J, Holck P, Bulkow L, et al. Serologic and clinical outcomes of 1536 Alaska Natives chronically infected with hepatitis B virus[J]. Annals of Internal Medicine, 2001, 135(9): 759-768.

[10] Fattovich G. Natural history and prognosis of hepatitis B[J]. Seminars in Liver Disease, 2003, 23(1): 47-58.

[11] Tseng T C, Liu C J, Yang H C, et al. High levels of hepatitis B surface antigen increase risk of hepatocellular carcinoma in patients with low HBV load[J]. Gastroenterology, 2012, 142(5): 1140-1149.

[12] Farci P, Alter H J, Wong D, et al. A long-term study of hepatitis C virus replication in non-A, non-B hepatitis[J]. N Engl J Med, 1991, 325(2): 98-104.

[13] Corey K E, Mendeznavarro J, Gorospe E C, et al. Early treatment improves outcomes in acute hepatitis C virus infection: a meta-analysis[J]. Journal of Viral Hepatitis, 2010, 17(3): 201-207.

[14] 中华医学会肝病学分会. 丙型肝炎防治指南 (2015 更新版)[J]. 肝脏, 2015, 23(12): 933-949.

[15] Elserag H B, Rudolph K L. Hepatocellular carcinoma: epidemiology and molecular carcinogenesis[J]. Gastroenterology, 2007, 132(7): 2557-2576.

[16] Huang Y W, Yang S S, Fu S C, et al. Increased risk of cirrhosis and its decompensation in chronic hepatitis C patients with new-onset diabetes: a nationwide cohort study[J]. Hepatology, 2014, 60(3): 807-814.

发病机制

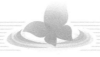

专家论点

病毒性肝炎主要由甲型肝炎病毒（HAV）、乙型肝炎病毒（HBV）、丙型肝炎病毒（HCV）、丁型肝炎病毒（HDV）和戊型肝炎病毒（HEV）等五型嗜肝病毒感染引起。巨细胞病毒（CMV）、EB 病毒（EBV）、黄热病病毒和单纯疱疹病毒等也能引起病毒性肝炎，但一般并不常见。HAV、HBV、HCV、HDV 和 HEV 的急性感染可表现为无症状或急性病毒性肝炎，极少数表现为致命的急性重型肝炎。HAV 和 HEV 一般仅引起急性病毒性肝炎，但 HEV 感染免疫缺陷者或免疫低下者（如接受器官移植的患者）时可呈慢性化。HBV、HCV 和 HDV 的急性感染可慢性化，慢性感染者可表现为无症状或慢性病毒性肝炎。HDV 的感染依赖于 HBV 表面抗原（HBsAg）的存在，即 HDV 只与 HBV 共同感染或体内已存在 HBV 感染时才能感染。病毒性肝炎的临床表现主要包括：食欲减退、乏力、恶心、呕吐、上腹部不适、肝区痛、血清氨基转移酶水平升高等，部分可出现血清胆红素升高而引起黄疸。慢性病毒性肝炎可诱发肝纤维化、肝硬化和肝细胞癌（HCC）[1, 2]。

一般情况下，五种肝炎病毒感染均不直接引起明显的细胞病变。急性感染时，病毒复制的高峰均早于疾病临床表现（如血清氨基转移酶的升高），而体液免疫应答和细胞免疫应答则与临床表现出现的时间相吻合。因此，上述病毒性肝炎的发病机制被认为主要是由机体免疫反应所介导，但具体机制还不是很清楚，可能涉及自然杀伤细胞（NK 细胞）等所介导的非特异性肝细胞杀伤，以及由病毒特异性杀伤性 T 细胞（CTL）等所介导的特异性靶肝细胞杀伤 [3, 4]。上述肝炎病毒感染是否可直接造成肝细胞损伤，还有待深入的研究。

在体内，肝细胞是肝炎病毒感染和复制的主要靶细胞。在清除肝炎病毒的过程中，由免疫攻击而损伤或死亡的肝细胞可释放细胞内氨基转移酶和胆红素等分子，同时肝细胞摄取间接胆红素功能障碍，因此血中氨基转移酶水平升高可作为肝脏损伤的指标，而血中胆红素的增多可导致皮肤、巩膜等处的黄染（即黄疸）[3, 5]。

HAV 和 HEV 急性感染诱导的免疫反应可有效清除病毒。对 HBV 而言，约 90% 的免疫健全的成年人能够清除急性感染的 HBV，但 5%~10% 的成年人和 95% 的婴幼儿却不能清除 HBV，从而转为慢性感染。对于 HCV 急性感染，约 1/3 的感染者可清除 HCV，而约 2/3 的感染者会转为慢性感染。在 HBV 和 HCV 慢性感染时，病毒特异性 T 细胞的功能受损，种类和数量减少，从而削弱了机体清除病毒的能力 [3-6]。

在慢性病毒性肝炎状态下，当肝细胞死亡时，肝脏星状细胞（HSC）活化，合成胶原蛋白，形成纤维组织，严重时分隔肝小叶，形成假小叶，最终可发展为肝硬化。肝硬化破坏了肝小叶的结构，阻碍肝组织中血液的正常流动，进一步引起肝细胞的坏死和肝功能的弱化。而肝功能的弱化，特别是进展到失代偿期后，又可导致门静脉高压、食管－胃底静脉曲张、腹水、水肿、肝性脑病、凝血功能障碍以及脾功能亢进等并发症 [7]。

在 HBV 慢性感染的各种状态和阶段，包括无症状 HBV 携带、慢性乙型肝炎、肝纤维化和肝硬化阶段，都可能发生原发性肝癌，以肝硬化阶段的肝癌发生风险最高。而 HCV 慢性感染诱发的肝癌通常经历肝硬化。抗病毒治疗可以延缓肝硬化的发展，甚至逆转肝硬化 [3]。

HCV 慢性感染还可干扰肝脏脂质代谢，引起脂肪变性和胰岛素抵抗。此外，还与某些肝外疾病有关，如冷球蛋白血症（丙型肝炎免疫复合物沉积在多个器官）、非霍奇金淋巴瘤、以皮肤疾病（如水疱、色素沉着）和指甲疾病（指甲剥离）为主要特征的迟发性皮肤卟啉症（PCT）[3, 4]。

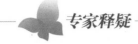 专家释疑

Q62 急性和慢性病毒性肝炎有哪些区别?

急性和慢性病毒性肝炎的主要区别在于:①引起疾病的病毒不完全相同。②疾病过程和疾病进展不同。

甲型肝炎病毒(HAV)、乙型肝炎病毒(HBV)、丙型肝炎病毒(HCV)、丁型肝炎病毒(HDV)和戊型肝炎病毒(HEV)等5种肝炎病毒感染都能引起急性病毒性肝炎。肝炎临床症状持续6个月及以上的即为慢性病毒性肝炎。HBV、HCV和HDV的感染能够导致慢性病毒性肝炎,其中HDV的感染依赖于HBV的存在,即HDV只在与HBV共同感染或体内已存在HBV时才能感染。HAV和HEV一般仅引起急性病毒性肝炎,但HEV在感染免疫缺陷者或免疫功能低下者(如接受器官移植的患者)时,能导致慢性病毒性肝炎。病毒性肝炎的临床表现主要包括食欲减退、乏力、恶心、呕吐、上腹部不适、肝区痛、血中氨基转移酶水平升高等,部分病例可出现血清胆红素升高而形成黄疸。极少数急性病毒性肝炎表现为急性重型肝炎,死亡率高。慢性病毒性肝炎可诱发肝纤维化、肝硬化甚至肝癌。

Q63 人体如果已经存在病毒性肝炎特异性抗体是否就不会感染肝炎病毒?

HAV、HBV、HCV、HDV和HEV感染人体都会产生对应的病毒特异性抗体。抗-HAV抗体(由HAV自然感染或接种甲型肝炎疫苗产生)能够长期保护人体不受HAV感染。接种乙型肝炎疫苗产生的乙型肝炎表面抗体(抗-HBs)或HBV自然感染被清除后产生的抗-HBs,也具有长期保护性,可以保护人体不受HBV感染,但HBV自然感染产生的乙型肝炎核心抗体(HBcAb)以及慢性乙型肝炎发展过程中可能出现的乙型肝炎e抗体(HBeAb)均不具有保护性。HCV感染人体产生的抗体对防止HCV感染没有保护性。HDV的感染依赖于HBV的存在,因此抗-HBs在有效预防HBV感染的同时,也可有效预防HDV感染;但针对HDV抗原的抗体则没有保护性。抗-HEV抗体(由HEV自然感染或疫苗接种产生)能够保护人体免受HEV感染,但其长期保护性尚待评估。

Q64 乙型肝炎患者还会感染其他型别肝炎病毒吗?

HAV、HBV、HCV、HDV 和 HEV 5 种肝炎病毒感染后可产生各自的特异性抗体和(或)细胞免疫,但除了 HBV 诱导的乙型肝炎表面抗体对 HDV 感染有预防作用外,不同病毒感染所诱导的特异性免疫对其他病毒并无交叉保护性。所以,乙型肝炎患者还会感染其他任何一种类型的肝炎病毒。事实上,慢性乙型肝炎患者被 HAV 或 HEV 感染后引起的肝炎症状相较健康人被这些病毒单独感染更为严重。

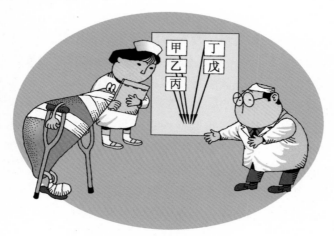

各型肝炎病毒可以重叠感染吗?

Q65 乙型肝炎病毒携带者应该如何自我保健以延缓疾病进展?

乙型肝炎病毒(HBV)携带者发病的原因还不清楚,影响因素可能包括病毒因素(如病毒变异)、人体因素(如免疫功能的变化)和环境因素等。HBV 携带者应注意养成良好的生活习惯,从而可能延缓发病或疾病进展。如戒烟、戒酒、不暴饮暴食而增加肝脏负担、避免过度劳累等。定期检测 HBV 相关指标和肝功能指标。因其他疾病需要服用药物治疗时,应注意药物是否具有肝脏毒副作用。

Q66 病毒性肝炎病情稳定后,肝炎病毒还会在体内继续复制吗?

• 甲型肝炎病毒(HAV)和戊型肝炎病毒(HEV)一般仅引起急性病毒性肝炎,痊愈后,病毒被完全清除。

• 成年人急性感染乙型肝炎病毒(HBV),90% 左右表现为无症状或急性乙型肝炎,恢复后,病毒大多也被清除;但近年研究发现,从急性 HBV 感染"康复"的很多患者，其肝细胞内仍可存在少量 HBV 共价闭合环状 DNA（cccDNA），在抵抗力显著降低时仍可能出现 HBV 复制再激活和乙型肝炎的发作。5%~10% 左右的成年人以及 95% 以上的婴幼儿感染 HBV 会转为慢性感染，体内持续存在 HBV 的复制。少数 HBV 慢性感染者会发生乙型肝炎表面抗原（HBsAg）的自然转阴，或经抗病毒药物治疗后转阴，由于 HBV cccDNA 很难从肝细胞内根除，即使出现 HBsAg 转阴，在以后出现免疫功能严重低下时，仍可能出现 HBV 复制再激活和肝炎发作。

• 丙型肝炎病毒（HCV）急性感染后，约 2/3 的感染者不能清除病毒，而转为慢性感染；在不经抗病毒治疗的情况下，丙型肝炎病毒会持续在体内复制。

• 丁型肝炎病毒（HDV）的慢性感染依赖于 HBsAg 的持续存在。

Q67 导致慢性病毒性肝炎进展为肝硬化、肝癌等病变的危险因素有哪些？

慢性乙型肝炎、慢性丙型肝炎、慢性乙型肝炎合并丁型肝炎、慢性乙型肝炎合并慢性丙型肝炎都可进展为肝硬化和肝癌。

• 抗乙型肝炎病毒治疗可以明显延缓甚至避免慢性乙型肝炎发展为肝硬化或肝癌。对于乙型肝炎肝硬化患者，抗病毒治疗对延缓肝癌发生的效果还待更多评估。

• 慢性乙型肝炎相关性肝癌的危险因素包括：年龄（高龄 > 低龄，本质上是慢性感染的时间，长 > 短）、性别（男性 > 女性）、血液中病毒载量 / 复制水平（高 > 低）、HBeAg 阳性、HBsAg 阳性、病毒基因型（基因型 C > 基因型 B）、肝硬化、代谢性疾病（如糖尿病）、环境因素暴露（如黄曲霉素）等。

• 对于慢性丙型肝炎和肝硬化，近年研发的直接抗丙型肝炎病毒药物（DAA）可以清除丙型肝炎病毒，使丙型肝炎病情趋于稳定；但对处于肝硬化阶段的丙型肝炎患者，DAA 延缓或阻止肝癌的效果有待更多评估。

Q68 乙型肝炎患者出现腹水或肝昏迷的原因有哪些？如何避免发生上述情况？

乙型肝炎肝硬化患者出现腹水的原因包括以下几类：

• 血液中的白蛋白过低：肝脏合成白蛋白减少，营养不良，合并肾病时还可从尿中丢失白蛋白，白蛋白是构成血浆胶体渗透压的主要成分，血浆胶体渗透压降低时液体容易从毛细血管漏入腹腔形成腹水。

• 门静脉高压：肝内血管受到纤维组织的挤压，血液流经肝脏不畅，形成门静脉系统高压和毛细血管静水压增高，血管壁的通透性增强，液体易漏出到腹腔形成腹水。

• 淋巴回流障碍：向肝脏的淋巴回流障碍，局部淋巴管压力升高，使得淋巴液外溢形成腹水。

• 内分泌紊乱：肝脏对抗利尿激素的灭活能力减弱，使得排尿减少；肾素－血管紧张素－醛固酮系统活化，加重水钠潴留。

• 腹腔感染，例如自发性腹膜炎。

• 合并肝肾综合征，肾功能不全时也会出现腹水。

乙型肝炎患者肝硬化时肝脏解毒能力减弱，血中有毒物质影响到神经系统时会出现肝昏迷的症状。发生肝昏迷原因包括以下几类：

• 氨等含氮物质及其他毒物产生增多，例如进食过量的蛋白质、输血、消化道大出血、各种原因所致的血容量不足而发生肾前性氮质血症等。

• 由于门脉高压行门体分流术后，从肠道来的氨及其他毒性物质绕过肝脏，直接进入体循环。

• 大量利尿或放腹水引起碱中毒，这增加了氨通过血脑屏障弥散进入大脑的能力。

• 产生假性神经递质。

• 抑制性神经递质的增多。

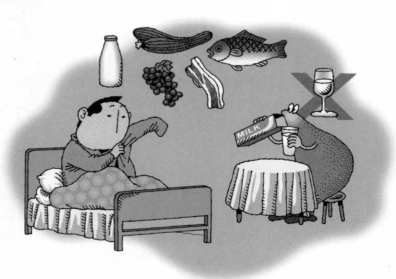

- 使用了不适当的镇静催眠药。

避免形成腹水和肝昏迷的方法包括以下几种：

- 积极抗病毒治疗，缓解或阻止肝硬化进展。
- 静脉补充白蛋白。
- 除了在肝昏迷时暂时禁止摄入蛋白质之外，平日饮食也要注意摄入适量的高质量蛋白质。
- 预防和控制上消化道出血。
- 应用降低血氨和改善大脑代谢的药物。
- 适当利尿和放腹水要适度，不能过猛，以防诱发肝昏迷。
- 纠正电解质紊乱。
- 防止便秘，保持大便通畅。
- 防治感染。
- 改善肾功能。
- 顽固性腹水和反复发作的肝昏迷可考虑肝移植治疗。

Q69 人体会重复感染戊型肝炎病毒吗？戊型肝炎病毒感染容易导致慢性化吗？

戊型肝炎病毒（HEV）一般仅引起急性病毒性肝炎，痊愈后病毒即被清除。但戊型肝炎病毒感染免疫缺陷者或免疫功能低下者（如接受器官移植的患者），病毒可持续存在于体内，并导致慢性病毒性肝炎。戊型肝炎恢复后，肝功能会转为正常。有间接的证据表明戊型肝炎病毒的再感染是可能发生的，原因可能是因为前次感染诱导的抗戊型肝炎病毒抗体消失，或其抗体滴度下降至较低水平，从而失去对戊型肝炎病毒的保护性。目前，戊型肝炎疫苗的保护期限为 4.5 年，是否需要加强免疫尚未确定。

Q70 病毒性肝炎和糖尿病相关吗？

各型病毒性肝炎所致的肝脏病变，严重时均可引起肝脏代谢紊乱，其中糖代谢紊乱可能诱发病毒性肝炎相关性糖尿病，临床表现以高血糖或葡萄糖耐量降低为特征。该病可发生于肝炎各个阶段，但主要见于慢性病毒性肝炎尤其是肝硬化阶段。乙型肝炎病毒感染和糖尿病发生的相关性尚存在争议，而丙型肝炎病毒感染被认为是糖尿病发生的重要危险因素之一。

（谢幼华）

参考文献

[1] 中国疾病预防控制中心 . 病毒性肝炎防治基本知识 [EB/OL]. (2011-07-26)[2017-04-15] http://www.chinacdc.cn/rdwd/201107/t20110726_49934.html.

[2] Centers for Disease Control and Prevention.What is Viral Hepatitis?[EB/OL]. (2016-05-26)[2017-04-15]https://www.cdc.gov/hepatitis/abc/index.htm.

[3] Knipe D M, Howley P M. Fields Virology[M]. 6th edition. Philadelphia: Lippincott Williams & Wilkins, 2013.

[4] 袁正宏 . 医学微生物学 [M]. 上海：复旦大学出版社 , 2016.

[5] 李凡 , 徐志凯 . 医学微生物学 [M].8 版 . 北京：人民卫生出版社 , 2013.

[6] Carrll K C, Morse S A, Mietzner T, et al. Jawetz, Melnick & Adelberg's Medical Microbiology[M]. 27th edition. New York: McGraw-Hill Education, 2016.

[7] Kasper D L, Fauci A S, Hauser S L, et al. Cirrhosis and Its Complications. Harrison's Principles of Internal Medicine[M]. 18th edition. New York: McGraw-Hill Education, 2012.

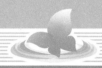

5

临床诊断和实验室检测

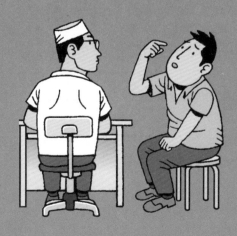

临床诊断

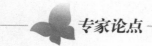专家论点

病毒性肝炎通常可依据流行病学（接触史或疫区逗留史）、症状（乏力、纳差、恶心甚或呕吐等）、体征（肝区叩痛等）、肝生化检查和血清学检查做出诊断。

甲型病毒性肝炎

甲型病毒性肝炎（简称甲肝）系由甲型肝炎病毒（HAV）所引起的急性肝脏炎症，通过粪－口途径传播，可造成暴发或散发流行，病程急骤，但预后良好。

（1）诊断标准：接触史，临床表现，抗－HAV-IgM 阳性，丙氨酸氨基转移酶（ALT）和（或）门冬氨酸氨基转移酶（AST）增高，血清胆红素水平可正常或升高。

（2）鉴别诊断：前驱期应注意与上呼吸道感染、肠道感染和关节炎等区别。急性期需与其他型的病毒性肝炎和阻塞性黄疸相区别。

乙型病毒性肝炎

乙型病毒性肝炎（简称乙肝）系由乙型肝炎病毒（HBV）感染所引起的

一种肝脏疾病，主要经输血、注射等血源性途径传播和母婴垂直传播，也可经性接触传播。新生儿和幼年时期感染本病常导致慢性感染，青少年及成年后感染也有少数病例可转为慢性感染。慢性感染最终可形成肝硬化和肝癌。因此，乙型肝炎是严重危害我国人民健康的重要传染病[1, 2]。

（1）诊断标准

• 急性乙型肝炎：①流行病史，包括乙型肝炎家族史、输血或血制品史、静脉药瘾注射史、不洁性生活史等。②急性肝炎的临床表现，如乏力、纳差、恶心甚或呕吐。③肝生化检测，特别是 ALT 和 AST 增高，可伴有或不伴有胆红素增高。④急性期 HBsAg 阳性，可能伴有短暂 HBeAg、HBV DNA 阳性；抗－HBc-IgM 高滴度阳性，抗－HBc-IgG 低滴度阳性。⑤恢复期 HBsAg 和抗－HBc-IgM 低滴度下降，最后转阴，抗－HBc-IgG 滴度上升，以后出现抗－HBs 阳性。

• 慢性乙型肝炎：①可能有急性肝炎病史，但通常可无急性肝炎史。②临床表现和肝生化检测异常可超过 6 个月以上。③ HBsAg 持续阳性超过 6 个月，抗－HBc 和抗－HBc-IgG 抗体阳性；如为活动期则抗－HBc-IgM 可能呈中、低度阳性。④ HBV DNA 阳性、HBeAg 阳性或 HBeAg 阴性。⑤做肝活体组织检查可进一步明确组织学改变的程度。

（2）明确诊断中的几个定义[3, 4]。

• 慢性 HBV 感染：HBsAg 和（或）HBV DNA 阳性 6 个月以上。

• 慢性 HBV 携带者：无临床症状（处于免疫耐受期）的 HBsAg、HBeAg 和 HBV DNA 阳性者（多为年龄较轻者）；1 年内连续随访 2 次以上，血清 ALT 和 AST 在正常范围；肝组织学检查无病变或仅病变轻微。

• HBeAg 阳性慢性乙型肝炎：血清 HBsAg，HBeAg 阳性，血清 HBV DNA 阳性，ALT 持续或反复异常或肝组织学检查有肝脏炎症病变。

• HBeAg 阴性慢性乙型肝炎：血清 HBsAg 阳性，HBeAg 阴性，抗－HBe 阳性或阴性，血清 HBV DNA 阳性，ALT 持续或反复异常或肝组织学检查有肝脏炎症病变。

• 非活动性 HBsAg 携带者：血清 HBsAg 阳性，HBeAg 阴性，抗－HBe 阳性或阴性，无任何临床症状和体征，HBV DNA 低于检测下限（1 年内连续随访 3 次以上，每次至少间隔 3 个月），ALT 和 AST 均在正常范围内，肝组织学活动指数（HAI）评分 < 4。

• 隐匿性慢性乙型肝炎：血清 HBsAg 阴性，但血清和（或）肝组织中 HBV

DNA 阳性，并有慢性乙型肝炎临床表现。患者可有血清抗－HBs、抗－HBe 和（或）抗－HBc 阳性，但约 20% 隐匿性慢性乙型肝炎患者的血清学标志物均为阴性。诊断主要通过 HBV DNA 检测，尤其对抗－HBc 持续阳性者。

（3）乙型肝炎肝硬化：肝组织学（再生结节）或临床诊断提示存在肝硬化的证据，病因学有明确的 HBV 感染证据，明确排除其他常见引起肝硬化的病因如 HCV 感染、乙醇、药物和自身免疫等。根据临床上有无明显凝血功能障碍、食管－胃底静脉曲张破裂出血、腹水、肝性脑病、肝肾综合征等严重并发症，以及有无血清胆红素水平明显升高和人血白蛋白水平明显降低等表现，可将肝硬化分为代偿期及失代偿期。

表　HBV 血清学标志物及其意义

项　目	意　义
HBsAg	表示 HBV 感染
抗－HBs	保护性抗体，阳性表示对 HBV 有免疫力，见于乙型肝炎康复及接种乙型肝炎疫苗者
HBeAg	可作为 HBV 复制和传染性高的指标
抗－HBe	表示 HBV 复制水平低（但有前 C 区突变者例外）
抗－HBc	主要是抗－HBc-IgG，只要感染过 HBV，无论病毒是否被清除
抗－HBc IgM	多见于急性乙型肝炎及慢性乙型肝炎急性发作

（4）鉴别诊断：急性乙型肝炎需与其他病因的病毒性肝炎和药物或中毒性肝炎区别，主要根据流行病学史、服药史和血清学标志鉴别。深度黄疸者要除外肝外阻塞性黄疸。

慢性病毒性肝炎需与自身免疫性肝炎、肝豆状核变性、脂肪肝、酒精性肝病、职业中毒性或药物性肝病、慢性血吸虫病和肝癌等鉴别 [2]。

丙型病毒性肝炎

丙型病毒性肝炎（简称丙型肝炎）是由丙型肝炎病毒（HCV）引起的肝脏炎症性疾病。HCV 感染呈世界性分布，主要通过血液传播，少数通过性接触和母婴传播。HCV 急性感染常呈亚临床经过；约 80% 的感染者可能发展成慢性病毒性肝炎、肝硬化。HCV 感染与肝细胞肝癌的形成也有密切关系。

HCV 感染的诊断，除根据病史、临床表现和酶学检查外，主要依靠实验室病毒学检查才能确诊。

（1）HCV 抗体的检测：检测血清中的丙型肝炎抗体（抗-HCV），但抗-HCV 阳性只说明感染过 HCV，不能区分是既往感染还是现症感染。抗-HCV 并不是保护性抗体，也不表明已具有免疫力，抗体持续阳性可能有病毒血症，也可无病毒血症。

（2）HCV RNA 检测

· HCV RNA 定量检测：HCV 属 RNA 病毒，血清中的含量极微，只能用体外基因扩增技术检出。

· HCV 基因型检测：HCV 基因分型可预测临床治疗的反应性、决定最佳的治疗方案和疗程。通常，所有 HCV 感染者在接受治疗前都应该进行 HCV 基因分型检测。但随着泛基因型（亦即对所有 HCV 基因型均有效）直接抗病毒药物（DAAs）的研发进展，未来在抗病毒治疗适应证中可能逐渐淡化 HCV 基因型检测。

（3）伴艾滋病毒（HIV）感染的检测：HIV 和 HCV 感染的高危因素明显重叠，因此确诊 HIV 感染患者应常规检查 HCV 感染。有 HIV 感染高危因素的 HCV 感染者也应进行适当的 HIV 感染的检测。

丁型病毒性肝炎

丁型病毒性肝炎（简称丁型肝炎）是由丁型肝炎病毒（HDV）所引起的肝炎。HDV 是具高度传染性的病毒，但其与乙型肝炎协同或重叠感染，可使病情加重、慢性化，进而发展成肝硬化。

丁型肝炎的诊断应包括四方面：①检查乙型肝炎各项血清标志，明确 HBV 的感染状态。②肝生化检查 ALT 等指标，以确定肝脏是否存在活动性病变。③检测抗-HDV 或血清 HDV 抗原（HDAg）。④必要时行肝活体组织检查检测肝组织内的病毒抗原。

戊型病毒性肝炎

戊型肝炎由戊型肝炎病毒（HEV）引起。应根据患者的流行病学史、临床表现及实验室检测结果综合诊断。

（1）流行病学史：HEV 主要经粪－口途径传播，戊型肝炎患者多有饮生水史、生食史、外出用餐史、接触戊型肝炎患者史或到戊型肝炎地方性流行地区出差及旅游史。

（2）临床表现：戊型肝炎为自限性疾病，仅根据临床表现很难与其他型肝炎区分，尤其是甲型肝炎。但从总体来说，急性黄疸型戊型肝炎的黄疸前期持续时间较长，病情较重，黄疸较深；孕妇常发生重症戊型肝炎，在中轻度黄疸期即可出现肝昏迷，常发生流产和死胎，产后可导致大出血，出血后常使病情恶化并导致多脏器功能衰竭而死亡。

（3）实验室诊断：血清抗－HEV-IgM 阳性可做出急性戊型肝炎诊断。但抗－HEV-IgM 检测常有假阳性，值得注意。

由于急性戊型肝炎患者于发病早期即可出现抗－HEV-IgG，且持续时间相对较短，因此，抗－HEV-IgG 也可作为急性戊型肝炎的诊断指标。一般该抗体于发病后第 2 天即阳转，至发病后第 2 周 97.8% 戊型肝炎患者抗－HEV 阳转，于发病后 3 个月逐渐阴转，至 1 年时仅 28.1% 患者的抗－HEV 仍为阳性，但其滴度明显下降。因此，如急性期抗－HEV-IgG 滴度较高，或随病程呈动态变化（如由低滴度向高滴度，或由高滴度向低滴度，或阴转），则也可诊断为急性 HEV 感染。

鉴别诊断

主要是排除甲型、丙型、EB 病毒（EBV）和巨细胞病毒（CMV）感染。由于乙型和丁型病毒性肝炎多为慢性，且 HBV 的血清学标志多呈阳性，因此易于鉴别诊断。

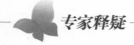 专家释疑

Q71 病毒性肝炎有哪几种分型？

目前，病毒性肝炎主要有甲型病毒性肝炎、乙型病毒性肝炎、丙型病毒性肝炎、丁型病毒性肝炎及戊型病毒性肝炎五种。丁型肝炎病毒为一种缺陷

性嗜肝病毒，乙型肝炎病毒感染是它存在于肝细胞内的必要条件，一般认为丁型肝炎病毒感染与重症肝炎发生和乙型肝炎迁延不愈有关。其他如庚型肝炎病毒和输血传播病毒（TTV）与肝炎的关系尚不确定，不排除可能为"过路"或"旁观"病毒。

Q72 如何知道自己患了病毒性肝炎？诊断病毒性肝炎时应与哪些疾病进行鉴别？

如果经常感到乏力、食欲不振，可以去医院做一下肝脏生化学检查，医生会结合患者症状、体征等，诊断是否得了病毒性肝炎。通常，医生会详细询问病史，是否长期饮酒和酗酒，以除外酒精性肝病；近期是否用过某些中西药物或保健品以除外药物性肝病；医生通过检测会除外自身免疫性肝病和遗传代谢性肝病，再结合流行病史、症状、体征和综合检验结果很容易诊断是否患了病毒性肝炎和哪一型病毒性肝炎。

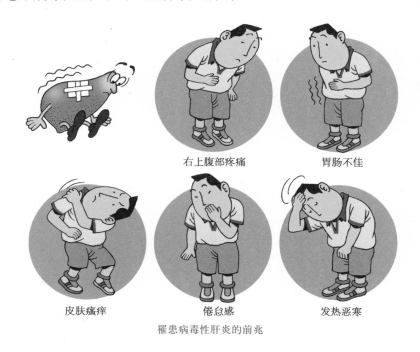

| 右上腹部疼痛 | 胃肠不佳 |

| 皮肤瘙痒 | 倦怠感 | 发热恶寒 |

罹患病毒性肝炎的前兆

Q73 单凭一张肝功能实验室检查报告单，能确诊病毒性肝炎吗？

单凭一张肝功能实验室检查报告单，不能确诊病毒性肝炎，只有将肝功能实验室检查报告单的结果与患者的流行病史、症状和体征等密切结合，才能正确解读肝功能实验室检查报告单，病毒性肝炎尚需有病毒标志物的证据。肝功能实验室检查报告单异常只能表明肝脏是否有炎症损伤，并不能区分是何种原因引起的损伤。肝病有很多原因可引起，包括酒精性肝病、非酒精性脂肪性肝病、药物性肝病、遗传和代谢性肝病等。因此要综合判定多种实验室检查结果，特别是取患病毒标志物证据，才能确诊病毒性肝炎。

Q74 确诊患了病毒性肝炎可以不住院吗？

确诊患了病毒性肝炎是否要住院治疗，主要取决于病情严重程度。隔离患者，保护健康成员，要视具体情况区别对待。

• 甲型和戊型肝炎必须住院隔离治疗，因为这两型肝炎可通过生活密切接触传播。这两型病毒性肝炎患者在潜伏期末至发病后 1~2 周（最长的达 4 周）会通过粪便排出病毒，这类粪便或患者的其他排泄物（如呕吐物）会含有病毒，如有疏忽，不注意饮食、饮水卫生，极有可能被传染上甲型或戊型肝炎。

• 乙型肝炎病毒和丙型肝炎病毒主要是通过血液传播的，急性期症状较重，需要住院治疗。慢性乙型和丙型病毒性肝炎可有急性发作，这时症状加重，出现黄疸，肝功能异常，也常需住院治疗。慢性期患者在"静止"期往往症状轻微或无症状，肝生化指标正常，但血液中病毒标记物阳性。这种"静止"期患者和 HBV 携带者一样完全可以同家人、同事、朋友一起正常生活、学习、劳动。需要注意的是，不要接触可能被他们的血迹或其他排泄物污染过的物品，特别是不能接触患者的血液或分泌物污染破坏的皮肤或黏膜。

Q75 什么是乙型肝炎病毒携带者？

乙型肝炎病毒携带者是指感染了病毒后在血清中可以查到病毒，但未造成明显的肝脏损害，肝生化检测正常，肝脏病理组织学无明显异常。通俗地说，就是人体与乙型肝炎病毒"和平共处""井水不犯河水"。

乙型肝炎病毒携带者可以分为以下 2 种：

• 慢性乙型肝炎病毒携带者：指的是 HBsAg、HBeAg 和乙型肝炎病毒阳性者，1 年内连续随访 3 次以上均显示血清氨基转移酶在正常范围，肝组织学检查无明显异常。这类人群应该定期监测，一旦发病随时开始治疗。

• 非活动性 HBsAg 携带者：指的是血清 HBsAg 阳性、HBeAg 阴性、抗－HBe 阳性或阴性，乙型肝炎病毒 DNA 低于最低检测限，1 年内连续随访

3 次以上，ALT 均在正常范围，肝穿刺活检显示病变轻微。这类人群一般情况下不会发病，也不需要治疗。只有应用激素或免疫抑制剂后才有可能被激活发病。

携带者状态是乙型肝炎病毒和人体免疫功能相互"妥协"的结果。

Q76 什么是隐匿性慢性乙型肝炎？

隐匿性慢性乙型肝炎指的是血清 HBsAg 阴性，但血清和（或）肝组织中 HBV DNA 阳性，并有慢性乙型肝炎的临床表现。除 HBV DNA 阳性外，患者可有血清抗–HBs、抗–HBe 和（或）抗–HBc 阳性，但约 20% 隐匿性慢性乙型肝炎患者的血清学标志均为阴性。此类肝炎乙型肝炎病毒标志物表现不典型，临床也较少见，常常被漏诊。因此，临床医师在阅读患者实验室检查结果时，一定要注意排除这种情况的可能性，以免误诊。

Q77 慢性乙型肝炎有哪些症状？

慢性乙型肝炎可以悄悄地发病，有些患者可以在无任何肝病症状和体征的情况下而发展为肝硬化。最常见的典型症状包括疲乏、食欲差、腹胀、右

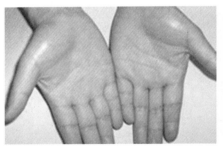

正常手掌

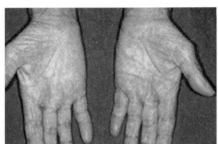

肝掌

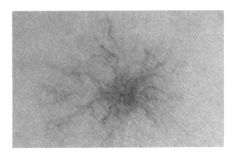

蜘蛛痣

上腹隐隐作痛、消化不良、厌油腻饮食。脸色晦暗，皮肤、巩膜（眼球白色部分）可呈现黄染。颈部、前胸、面部和手臂等部位可见蜘蛛痣，部分可见肝掌，血中的氨基转移酶升高。男性可有性欲减退，女性可出现月经不调、减少或过早闭经。要注意不是慢性乙型肝炎患者都有肝掌和蜘蛛痣，它们在肝硬化患者更为常见，也不是出现肝掌和蜘蛛痣就一定是肝病，在极少数正常人中，如青春期少女、孕妇、甚至在健康男性中也可见到蜘蛛痣。

Q78 重症肝炎的症状有哪些？

重症肝炎病情重笃，预后凶险，必须早期诊断和治疗。临床主要表现为极度虚弱，食欲极度减退，上腹部不适，恶心和呕吐，黄疸迅速加深，甚至出现精神、神经症状。此外，重症肝炎还可以引起出血、感染、水电解质紊乱、酸碱平衡失调和肝肾综合征等并发症。

具体来说患者可有进行性加深的黄疸、极度乏力和食欲减退、明显腹胀和出血倾向（齿龈自发性出血或鼻出血）、皮肤瘀斑、出现精神意识障碍、性格改变等，常危及生命。

（陈成伟）

参考文献

[1] 中华医学会肝病学分会，中华医学会感染病分会.慢性乙型肝炎防治指南(2015更新版)[J].肝脏，2015, 12: 915-932.
[2] 姚光弼.临床肝脏病学[M].上海：上海科学技术出版社，2011.
[3] 陈成伟.肝脏保健实用问答[M].南京：江苏科学技术出版社，2016.
[4] 潘柏申.关于丙氨酸氨基转移酶的参考范围[J].肝脏，2007, 12(s1): 59-60.

实验室检测

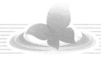

 专家论点

病毒性肝炎的实验室检测方法主要包括：血清学（病毒抗原及其抗体）检测、病毒核酸载量检测、病毒基因分型检测、病毒耐药突变检测、肝纤维化的血清标志物检测和肿瘤标志物检测等。

血清学（病毒抗原及其抗体）检测

甲型肝炎病毒（HAV）感染的实验室诊断以血清学检查为主。人体针对HAV产生的抗体有IgM型和IgG型2种。抗-HAV-IgM几乎伴随临床症状的出现而产生（1~2周），持续存在3~6个月（最长可持续1年），是HAV感染的特异性诊断指标。抗-HAV-IgG产生较晚，但终身存在，对机体具有保护作用，可用于流行病学调查。注射HAV疫苗后也可检测到抗-HAV-IgG[1]。实验室报告定性结果，抗-HAV-IgM阳性和（或）抗-HAV-IgG滴度双份血清呈4倍增高提示现症感染，仅有抗-HAV-IgG阳性提示既往感染或注射过疫苗[2]。

乙型肝炎病毒（HBV）感染患者血液中可检测到的病毒抗原包括：表面抗原（HBsAg）和e抗原（HBeAg）。完整的病毒颗粒（Dane颗粒）可诱导机体产生多种抗体，包括表面抗体（抗-HBs）、e抗体（抗-HBe）、核心抗体（抗-HBc）。抗-HBs 对机体具有保护作用，注射 HBV 疫苗后也可检测到，其他两种抗体没有保护作用。HBV 急性感染期可检测到 IgM 型核心抗体（抗-HBc-IgM），可持续存在 1~2 年，而总的抗-HBc（以 IgG 型抗体为主）则终身存在。HBV 急性感染后如病毒复制得到有效控制，可表现为 HBsAg 转阴性同时伴有抗-HBs 转阳性，HBeAg 转阴性同时伴有抗-HBe 转阳性，上述转换称为血清学转换；如病毒复制持续存在，可表现为 HBsAg 阳性、HBeAg 阳性、抗-HBc 阳性（即俗称的"大三阳"），或 HBsAg 阳性、抗-HBe 阳性、抗-HBc 阳性（即俗称的"小三阳"）[3-4]。HBsAg 定量检测结果（电化学发光法）与肝脏中 cccDNA 含量具有较好的相关性，联合 HBV DNA 检测可用于确定 HBV 慢性感染的治疗时机、疗效监测、并发症发生风险及预后评估。HBV 病毒完整颗粒包膜上除了 HBsAg，还有前 S1 抗原（PreS1）和前 S2 抗原（PreS2），HBV 急性感染时上述两种抗原可早于 HBsAg 出现，因此 PreS1 和 PreS2 阳性提示现症感染、病毒复制和具有传染性。抗-PreS1 和抗-PreS2 抗体的出现同样也早于抗-HBs，也具有保护作用。但目前临床较少常规开展 PreS1、PreS2、抗-PreS1 和抗-PreS2 抗体的检测。

丙型肝炎病毒（HCV）感染的实验室筛查和诊断策略应首先进行抗-HCV 抗体检测，检测应使用第三代及第四代检测试剂。抗-HCV 抗体检测结果为阳性时应进行 HCV RNA 检测以确认，如 HCV RNA 低于检测下限，应 3 个月后复测，若仍低于检测下限可考虑为既往感染。抗-HCV 抗体检测结果为阴性时，不能排除 HCV 感染（窗口期）。临床高度怀疑 HCV 感染时，需要进行 HCV RNA 检测确认。抗-HCV 抗体感染后终身存在，但无保护作用[5-6]。HCV 核心抗原可在 HCV RNA 检测无法进行时作为替代确认试验，但需注意其检测敏感性低于 HCV RNA 检测（检测下限约等于 500~3 000 U/ml HCV RNA）。

丁型肝炎病毒（HDV）临床通常检测抗-HDV 抗体。由于 HDV 是缺陷病毒，诊断 HDV 感染需要 HBsAg、抗-HBc-IgM、抗-HDV 抗体 3 项同时阳性。抗-HDV 抗体可在病毒廓清后 1~5 年转阴[7-8]。急性 HDV 感染时 HDV 抗原（HDVAg）仅短暂存在于感染早期患者血液中（平均 21 天），漏检率高；慢性 HDV 感染时，高滴度的抗-HDV 抗体与 HDVAg 形成复合物，检测技术难度大。因此 HDVAg 不作为临床常规检测。

戊型肝炎病毒（HEV）感染后，人体针对 HEV 产生的抗体有 IgM 型和 IgG 型 2 种。抗-HEV-IgM 在感染后早期出现（2 周左右），症状出现时抗体滴度达峰，通常 4~5 个月后消失；抗-HEV-IgG 紧随抗-HEV-IgM 出现，可

长期存在 [9-10]。目前抗-HEV 抗体检测试剂的假阳性和假阴性率相对较高，必要时可进行 HEV RNA 检测以确认。

不同种类的肝炎病毒还可发生重叠感染（人体在感染某一型别肝炎病毒后又感染另一种型别，英文常用 superinfection 表示），以及同时感染（人体同时感染两种及以上型别肝炎病毒，英文常用 coinfection 表示）。当患者表现为急性重症肝炎、暴发性肝衰竭时，应考虑病毒重叠感染和同时感染的可能，同时检测多种肝炎病毒的抗体和（或）抗原。另外，免疫缺陷状态下感染肝炎病毒，往往表现为慢性病程、重症、肝炎病毒相关抗体检测持续阴性等情况，需要筛查人类免疫缺陷病毒（HIV）抗体，以及了解是否接受免疫抑制剂治疗。

病毒核酸载量检测

血清 HBV DNA 检测主要用于诊断、评估病毒复制状态、决定是否开始抗病毒治疗以及抗病毒治疗效果监测。抗病毒治疗监测时需要使用检测下限达到 < 20 U/ml 的高敏感检测方法 [11-12]。血清 HCV RNA 检测主要用于诊断及抗病毒治疗效果监测。抗病毒治疗监测时需要使用检测下限达到 < 15 U/ml 的高敏感检测方法 [5]。另外，HAV、HDV、HEV 病毒核酸检测临床实验室一般不常规开展。有特殊需要时，医院也会将患者血液样本送当地疾病预防控制中心或开展该项检测的实验室进行检查。

病毒基因分型检测

HBV 基因分型检测对于疾病转归、预后及干扰素（IFN）疗效预测具有一定价值。如 C 型 HBV 感染较 B 型 HBV 感染患者具有更长的病毒复制期，较晚出现血清学转换，更易发展成肝硬化及肝癌；A 型和 B 型相较于 D 型和 C 型具有更好的 IFN-α 治疗应答率 [11]。

HCV 基因分型对于治疗方案的选择具有重要作用，应在初次抗病毒治疗前进行检测。此外，宿主 IL28B 基因的单核苷酸多态性（single nucleotide polymorphism，SNPs）对于 HCV 抗病毒治疗（主要是基于 IFN 的治疗方案）效果预测具有重要作用，有条件的实验室可以开展检测 [13]。随着泛基因型的直接抗病毒药物（DAAs）治疗方案的研发，临床上对检测 HCV 基因型的需求有弱化趋势。

病毒耐药突变检测

乙型肝炎病毒感染抗病毒治疗中的患者，若随访 HBV DNA 载量增加超过 1 个数量级时，需要考虑耐药突变发生的可能，可进行耐药突变位点检测，以辅助治疗方案的更改 [12]。丙型肝炎病毒耐药突变一般不常规检测，随着 DAA 在中国陆续上市，对部分 DAA 治疗方案需要基线耐药位点的检测，对 DAA 抗病毒治疗中的患者随访 HCV RNA 载量增加超过 1 个数量级时需要考虑耐药突变的发生，可进行耐药突变位点检测，以辅助治疗方案的更改 [5]。

肝脏损伤的生化标志物检测

肝细胞损伤：当肝炎病毒复制释放以及机体免疫损伤导致肝细胞破坏时，细胞内多种酶会释放入血，其在血清中的活性增高。常用的酶类检测项目包括丙氨酸氨基转移酶（ALT）、天门冬氨酸氨基转移酶（AST）、碱性磷酸酶（ALP）、γ- 谷氨酰基转移酶（GGT）、乳酸脱氢酶（LDH）等。急性病毒性肝炎时，血清中肝酶活性可伴随症状出现而显著增高（ALT、AST 常高于 10 倍参考上限，ALP 常高于 3 倍参考上限），并早于黄疸出现；一般 ALT 升高早于 AST，且升高程度更明显，如 AST 高于 ALT 则提示肝细胞损伤严重。慢性病毒性肝炎时，ALT、AST 升高的程度因病毒复制水平及肝细胞损伤程度而异，可表现为正常或轻度升高（HCV 慢性感染时 ALT 常波动于 100 U/L）[14]。由于肝酶并非病毒性肝炎的特异性指标，检测结果异常时还需与药物性肝损伤、其他病毒感染（如 EBV、CMV 等）、自身免疫性肝病、酒精性肝病、非酒精性脂肪性肝病、遗传代谢性肝病等疾病鉴别。

胆红素代谢和排泄：血液中游离胆红素为衰老破坏红细胞释放的血红素的代谢产物，与白蛋白结合转运至肝脏，经肝细胞一系列酶的作用生成葡萄糖醛酸胆红素（即结合胆红素），经胆道排泄；部分结合胆红素可被肠道吸收入血，重新进入肝脏再经胆道排泄。实验室检测总胆红素（TB）和直接胆红素（DB，大部分为结合胆红素）。急性病毒性肝炎时由于肝细胞坏死、肝内胆汁淤积，胆红素代谢及排泄均异常，血液中 TB 和 DB 均升高，但升高程度小于胆道梗阻性疾病（TB 峰值很少大于 257~342 μmol/L）。临床上如出现胆红素显著升高但氨基转移酶不高的情况（胆酶分离现象），提示肝功能衰竭，预后差 [14]。

肝细胞合成功能：肝细胞有合成人体多种血清蛋白的功能，血清中含量最高的为白蛋白（albumin，ALB）。肝硬化失代偿时，肝脏合成功能下降，出现血清 ALB 浓度下降，同时长期慢性炎症刺激导致血清球蛋白浓度增高，出现白蛋白/球蛋白比值倒置 [正常为（1.2~2.4）:1][14]。但血清 ALB 降低还可见于肾脏丢失、营养不良、慢性消耗性疾病等情况。人体凝血因子中 Ⅱ、Ⅶ、Ⅸ、Ⅹ 由肝脏合成，肝脏合成功能下降时可出现凝血功能异常。由于Ⅶ因子血浆半衰期短，最早出现延长的是凝血酶原时间（PT）（延长超过 3 秒具有临床意义），随着病情的加重可进一步出现活化部分凝血活酶时间（APTT）延长、纤维蛋白原（Ⅰ因子）含量降低等。

肝纤维化的血清标志物检测

一些血清中的标志物可用于辅助诊断或排除严重的肝纤维化和肝硬化，一般需要多标志物联合使用或结合影像学检查进行评估。目前得到国际临床诊疗指南推荐的方法包括 FibroTest（FT）和 AST/ 血小板比值指数（APRI）[15]。

· FT 使用的参数包括：α2- 巨球蛋白（α2-MG）、结合珠蛋白（Hp）、载脂蛋白 A1（ApoA1）、胆红素、GGT、年龄和性别。

· APRI 计算公式为：APRI=（AST/AST 参考上限）×（100/ 血小板计数）。

其他可检测的肝纤维化血清生化标志物包括：透明质酸（HA）、层粘连蛋白（LN）、Ⅲ 型胶原（Ⅲ -Col）、Ⅳ 型胶原（Ⅳ -Col）、Ⅲ 型前胶原 N 端肽（P Ⅲ NP）、金属基质蛋白酶（MMPs）、金属蛋白酶组织抑制剂（TIMPs）等。

肿瘤标志物检测

临床最为常用的肝细胞肝癌（HCC）肿瘤标志物为甲胎蛋白（AFP）。其他肿瘤标志物包括：①异常凝血酶原，又称维生素 K 缺乏或拮抗剂 - Ⅱ诱导的蛋白（PIVKA-II）。② α-L- 岩藻糖苷酶（AFU）。③磷脂酰肌醇蛋白聚糖 -3（GPC-3）。④高尔基蛋白 73（GP73）等。HCC 肿瘤标志物通常用于 HCC 高危人群的筛查，HCC 的辅助诊断、预后评价及疗效监测。慢性 HBV、HCV 感染患者等 HCC 高危人群建议每 3~6 个月检测一次 AFP 以监测 HCC 的发生 [5, 11-13]。

其他实验室检测项目

病毒性肝炎初次诊断及治疗随访中尚需监测血常规、肾功能和甲状腺功能等项目[5, 11-13]。①肝硬化患者最常见的血常规异常为血小板计数下降，失代偿严重者亦可见白细胞计数下降，消化道出血时可见红细胞计数及血红蛋白含量显著下降。血小板减少的原因最为普遍接受的观点为肝硬化门静脉高压导致脾脏淤血和脾功能亢进，血小板被脾脏清除破坏过多；也有研究认为同时存在自身免疫因素导致的血小板破坏，以及骨髓巨核细胞成熟和分泌血小板功能障碍。②抗病毒药物治疗需要检测肾功能，包括血清肌酐（Cre）、尿素（Urea）、尿酸（UA）等。根据估算肾小球滤过率（eGFR）（通常采用 CKD-EPI 公式）调整治疗剂量及方案。③干扰素（IFN）治疗时需要在治疗前和治疗中评估甲状腺功能，包括总 T3（TT3）、总 T4（TT4）、游离 T3（FT3）、游离 T4（FT4）、促甲状腺激素（TSH）水平等，必要时还需检测临床常用甲状腺过氧化物酶抗体和甲状腺球蛋白抗体等。

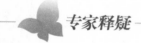 **专家释疑**

Q79 诊断病毒性肝炎要做哪些检查项目？

• 甲型病毒性肝炎：HAV 感染的实验室诊断以血清学检查为主，人体针对 HAV 产生的抗体有 IgM 型和 IgG 型 2 种。抗-HAV-IgM 阳性和（或）抗-HAV-IgG 滴度双份血清呈 4 倍增高提示现症感染，仅抗-HAV-IgG 阳性提示既往感染或注射过疫苗。

• 乙型病毒性肝炎：诊断 HBV 感染常用的血清学标志物包括：表面抗原（HBsAg）及其抗体（抗-HBs）、e 抗原（HBeAg）及其抗体（抗-HBe）、核心抗体（抗-HBc）。HBV 抗原阳性表示存在 HBV 感染，并有不同程度的 HBV 复制。急性感染期可检测到 IgM 型核心抗体（抗-HBc-IgM），可持续存在 1~2 年，而总的抗-HBc（以 IgG 型抗体为主）终身存在。血清 HBV DNA 检测主要用于诊断、评估病毒复制状态、决定是否开始抗病毒治疗以及抗病毒治疗效果监测。

• 丙型病毒性肝炎：HCV 感染的实验室筛查和诊断策略应首先进行抗-HCV 抗体检测。抗-HCV 抗体检测结果为阳性时应进行 HCV RNA 检测以确认，如 HCV RNA 低于检测下限，应 3 个月后复测仍低于检测下限可考虑为既往感染。抗-HCV 抗体检测结果为阴性时，不能排除 HCV 感染（窗口期），临床高度怀疑 HCV 感染时需要进行 HCV RNA 检测确认。HCV 核心抗原可在 HCV RNA 检测无法进行时作为替代确认试验，但需注意其检测敏感性低于 HCV RNA 检测（检测下限约等于 500~3 000 U/ml HCV RNA）。

• 丁型病毒性肝炎：临床通常检测抗-HDV 抗体。由于 HDV 是缺陷病毒，诊断 HDV 感染需要 HBsAg、抗-HBc-IgM、抗-HDV 抗体 3 项同时阳性。抗-HDV 抗体可在病毒廓清后 1~5 年转阴。

• 戊型病毒性肝炎：人体针对 HEV 产生的抗体有 IgM 型和 IgG 型 2 种。抗-HEV-IgM 在感染后早期出现（2 周左右），症状出现时抗体滴度达峰，通常 4~5 个月后消失；抗-HEV-IgG 紧随抗-HEV-IgM 出现，可长期存在。目前抗-HEV 抗体检测试剂的假阳性和假阴性率相对较高，必要时可进行 HEV RNA 检测以确认。

Q80 乙型肝炎血清学检查指标有哪些，检测结果如何解读？为什么称为乙型肝炎两对半？俗称的"大三阳"和"小三阳"指什么，分别代表什么意义？

HBV 感染患者血液中可检测到的病毒抗原包括表面抗原（HBsAg）和 e 抗原（HBeAg）。完整的病毒颗粒（Dane 颗粒）可诱导机体产生多种抗体，包括表面抗体（抗-HBs）、e 抗体（抗-HBe）、核心抗体（抗-HBc）。抗-HBs 对机体具有保护作用，注射 HBV 疫苗后也可检测到，其他 2 种抗体没有保护作用。急性感染期可检测到 IgM 型核心抗体（抗-HBc-IgM），可持续存在 1~2 年，而总的抗-HBc（以 IgG 型抗体为主）感染后终身存在。

乙型肝炎两对半检测包括表面抗原（HBsAg）及其抗体（抗-HBs）、e 抗原（HBeAg）及其抗体（抗-HBe）以及核心抗体（抗-HBc）。缺少核心抗原（HBcAg）是因为通常不存在于血液循环中，无法检测到。

临床实验室对乙型肝炎两对半的检测报告，除抗-HBs 报告定量结果外，其他 4 项通常报告定性结果。常见报告模式及其临床意义见下表。但现在也越来越多地对 HBsAg 和 HBeAg 水平进行量化检测。HBsAg 定量检测结果（电化学发光法）与肝脏中 cccDNA 含量具有较好的相关性，联合 HBV DNA 检测可用于确定 HBV 慢性感染的治疗时机、疗效监测、并发症发生风险及预后评估。

俗称的"大三阳"是指 HBsAg、HBeAg 和抗-HBc 三项指标阳性，通常表示慢性感染和病毒高水平复制，感染性强。俗称的"小三阳"是指 HBsAg、抗-HBe 和抗-HBc 三项指标阳性，通常表示慢性感染、病毒相对低水平复制或有 HBV 前 C 型基因变异等，感染性较"大三阳"弱。

表 HBV 血清学检测常见报告模式及其临床意义

HBsAg	抗-HBs	HBeAg	抗-HBe	抗-HBc		结果解释
				IgM	IgG	
−	−	−	−	−	−	未曾感染，但有易感性
+	−	−	−	−	−	无症状携带者，或 S 基因整合至肝细胞染色体
−	−	−	−	+	−	急性感染窗口期
+	−	+	−	−	−	急性感染潜伏期
+	−	+	−	+	−	急性感染早期
+	−	+/−	−	+	+	急性感染后期
+	−	+	−	+/−	+	慢性感染，急性发作或病毒高水平复制
+	−	−	+	−	−	慢性感染，病毒低水平复制或无复制，或病毒前 C 区变异等
−	+	−	+	−	+	急性感染恢复期，或慢性感染恢复期
−	+	−	−	−	−	接种过乙型肝炎疫苗 *
−	−	−	−	−	+	既往感染已恢复，但无保护性
−	−	−	−	−	±	急慢性感染恢复期

注 *：因个体免疫力存在差异，抗-HBs 产生的量及持续时间存在差异，如抗-HBs < 10 U/L 提示已无保护作用，需要重新接种。

Q81 如何解释乙型肝炎病毒的检测结果？有必要做基因分型检测吗？有必要做病毒耐药突变检测吗？

血清乙型肝炎病毒（HBV DNA）检测主要用于诊断 HBV 感染、评估病毒复制状态、决定是否开始抗病毒治疗以及监测抗病毒治疗效果。HBV DNA 定量检测结果报告为每毫升中有多少国际单位的乙型肝炎病毒（U/ml），以往也用拷贝数／毫升（拷贝/ml）进行表示。数值越大说明病毒复制水平越高，传染性越强。正常应低于检测下限。抗病毒治疗监测时需要使用检测下限达到 < 20 U/ml 的高敏感检测方法。

参考欧洲肝病学会《2017 年 EASL 临床实践指南：乙型肝炎病毒感染的管理》，根据血清 HBV DNA 水平和 HBeAg 检测结果，可将 HBV 慢性感染者的自然史分为 5 个阶段，如下表所示。

表 HBV 慢性感染者的自然史

	HBeAg 阳性		HBeAg 阴性		HBsAg 阴性
	慢性感染	慢性病毒性肝炎	慢性感染	慢性病毒性肝炎	
HBV DNA	> 10^7 U/ml	10^4~10^7 U/ml	< 2000 U/ml	> 2000 U/ml	通常低于检测下限
HBsAg	大量	大量 / 中等量	低量	中等量	阴性
ALT	正常	升高	正常	升高	正常
肝脏病变	无 / 轻度	中度 / 重度	无	中度 / 重度	无
旧称	免疫耐受	免疫激活	非活动性携带	HBeAg 阴性慢性病毒性肝炎	隐匿性 HBV 感染

HBV 基因分型检测对于疾病转归、预后及干扰素（IFN）疗效预测具有一定价值。如 C 型 HBV 感染较 B 型 HBV 感染患者具有更长的病毒复制期，较晚出现血清学转换，更易发展成肝硬化及肝癌；A 型和 B 型相较于 D 型和 C 型具有更好的 IFN-α 治疗应答率。

抗病毒治疗中的患者，若随访 HBV DNA 载量增加超过 1 个数量级时，需要考虑耐药突变的发生可能，可进行耐药突变位点检测，以辅助治疗方案的更改。

Q82 如何看懂丙型肝炎病毒检测结果？有必要做基因分型检测吗？有必要做病毒耐药突变检测吗？

血清（丙型肝炎病毒）检测主要用于诊断及抗病毒治疗效果监测。HCV RNA 检测结果报告为每毫升中有多少国际单位的丙型肝炎病毒（U/ml），以往也用拷贝数 / 毫升（拷贝 /ml）进行表示。数值越大说明病毒复制水平越高，传染性越强。正常应低于检测下限。抗病毒治疗监测时需要使用检测下限达到 < 15 U/ml 的高敏感检测方法。

HCV 基因分型对于治疗方案的选择具有重要作用，通常应在初次抗病毒治疗前检测 HCV 基因型。此外，宿主 IL28B 基因的单核苷酸多态性（single nucleotide polymorphism，SNPs）对于 HCV 抗病毒治疗（主要是基于 IFN 的治疗方案）效果预测具有重要作用，有条件者可以检测。随着泛基因型直接抗病毒药物（DAAs）的问世和发展，未来临床抗病毒治疗有弱化 HCV 基因型测定的趋势；但作为分析 HCV 流行趋势和生物学特点的重要参数之一，HCV 基因型分析始终有其重要意义。

HCV 耐药突变一般不常规检测，对某些 DAA 治疗方案，需要基线筛查耐药位点。若抗病毒治疗中的患者随访 HCV RNA 载量增加超过 1 个数量级时需要考虑耐药突变的发生，可进行耐药突变位点检测，以辅助治疗方案的更改。

Q83 病毒性肝炎发病时转氨酶会升高吗？升高程度如何？转氨酶升高一定是病毒性肝炎引起的吗？

当肝炎病毒复制释放以及机体免疫损伤导致肝细胞破坏时，细胞内多种酶会释放入血，其在血清中的活性增高。常用的酶类检测项目包括丙氨酸氨基转移酶（ALT）、天门冬氨酸氨基转移酶（AST）、碱性磷酸酶（ALP）、γ-谷氨酰基转移酶（GGT）、乳酸脱氢酶（LDH）等。

急性病毒性肝炎时，血清中氨基转移酶活性可伴随症状出现而显著增高（ALT、AST 常高于 10 倍参考上限，ALP 常高于 3 倍参考上限），并早于黄疸出现；一般 ALT 升高早于 AST，且升高程度更明显，如 AST 高于 ALT 则提示肝细胞损伤严重。慢性病毒性肝炎时，ALT、AST 升高的程度因病毒复制水平及肝细胞损伤程度而异，可表现为正常或轻度升高（HCV 慢性感染时 ALT 常波动于 100 U/L）。

血清氨基转移酶升高多提示肝细胞损伤，除了病毒性肝炎，还可见于药物性肝损、其他病毒感染（如 EBV、CMV 等）、自身免疫性肝病、酒精性肝病、非酒精性脂肪性肝病、遗传代谢性肝病等。此外，肝外器官的炎症和损伤也可能导致 ALT 和（或）AST 的升高，如肺部损伤、心肌损伤、骨骼肌损伤等，应根据临床症状、影像检查、其他实验室检测结果等加以鉴别。

Q84 哪些指标阳性提示有可能发生肝癌？这些指标阳性就一定代表得了肝癌？

临床最为常用的肝细胞肝癌（HCC）肿瘤标志物为甲胎蛋白（AFP）。HCC 肿瘤标志物通常用于 HCC 高危人群的筛查，HCC 的辅助诊断、预后评价及疗效监测。慢性 HBV、HCV 感染患者中 HCC 高危人群建议每 3~6 个月检测一次 AFP 以监测 HCC 的发生。

甲胎蛋白的全称为"甲种胎儿球蛋白"，检验报告单上常用英文字母 AFP

表示。它是一种多种生物体内天然存在的蛋白质。对成人而言，血液中可测出 AFP，但含量一般不大于 20 μg/L。

那么是不是只要血液中 AFP 含量超过正常参考上限（报告单上出现向上的箭头），就要怀疑肝癌呢？这得多说几句：①用 AFP 来诊断肝癌是有量的门槛的，它在血液里的含量要超过 400 μg/L 才能与肝癌挂上钩，必须立即做一次包括肝脏在内的上腹部增强 CT 或增强核磁共振检查，看看肝脏里是不是长东西了。②一开始 AFP 的含量就在 200 μg/L 左右，维持时间超过 2 个月；或者一开始仅轻度异常，而后缓慢上升并超过 400 μg/L，这两种情况就得高度怀疑肝癌。③ AFP 轻度升高，同时转氨酶也升高，遇到这种情况倒是可以不必太紧张，很多患有慢性肝病的人，尤其是慢性乙型或丙型肝炎的人，炎症持续损害肝细胞，而肝脏有自我修复功能，也就是说损伤后的肝细胞会再生，再生出来的肝细胞又比较幼稚，它们像胎儿肝细胞一样能够分泌 AFP，于是血液里的 AFP 自然也就高了，也称为假性 AFP 升高。这种情况有一个显著的特点，那就是随着肝脏炎症的消失、转氨酶恢复正常，AFP 就逐渐恢复正常。比如，慢性乙型肝炎的患者，经过有效抗病毒治疗之后，大约不到 2 个月时间，AFP 就会由最初的轻度升高，而下降到正常水平。

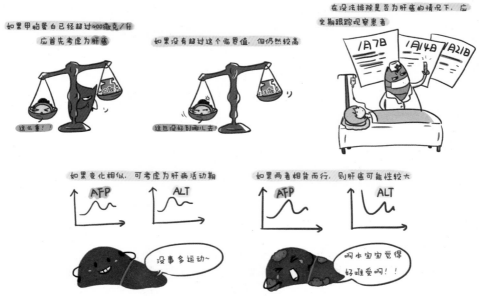

甲胎蛋白是个什么鬼！
（来源："缪晓辉论健"微信公众号）

此外，由于并不是所有 HCC 的患者 AFP 均升高，临床上通常会联合检测其他 HCC 肿瘤标志物，以提高 HCC 诊断的敏感性。其他 HCC 肿瘤标志物包括：①异常凝血酶原，又称维生素 K 缺乏或拮抗剂 - Ⅱ诱导的蛋白（PIVKA-Ⅱ）。② α-L- 岩藻糖苷酶（AFU）。③磷脂酰肌醇蛋白聚糖 -3（GPC-3）。④高尔基蛋白 73（GP73）等。

Q85 乙型肝炎患者会出现血常规异常吗？原因是什么？

乙型肝炎患者并发肝硬化时可出现血常规检测结果异常，最常见的异常为血小板计数下降，肝硬化失代偿严重者亦可见白细胞计数下降，门静脉高压导致的食管胃底静脉曲张发生破裂、上消化道出血时可见红细胞计数及血红蛋白含量显著下降。

乙型肝炎患者血小板减少的原因最为普遍接受的观点为肝硬化门静脉高压导致脾脏淤血和脾功能亢进，血小板被脾脏清除破坏过多。也有研究认为，同时存在自身免疫性因素导致的抗血小板抗体介导的血小板破坏，以及骨髓巨核细胞成熟和分泌血小板功能障碍。

Q86 慢性病毒性肝炎患者，在治疗和随访中需要常规检测哪些项目？

慢性病毒性肝炎通常是指慢性乙型肝炎（CHB）和慢性丙型肝炎（CHC）。慢性病毒性肝炎患者，在治疗和随访期间应定期监测以下项目：

• 病毒标志物：CHB 的标志物包括"乙型肝炎两对半"和 HBV DNA 定量等。CHC 的标志物包括抗 -HCV 抗体、HCV RNA 定量、HCV 核心抗原等。

• 肝功能：血清氨基转移酶（ALT 和 AST）、胆红素水平、白蛋白水平、碱性磷酸酶（ALP）和 γ- 谷氨酰基转移酶（GGT）等。有时还需监测凝血功能指标。

• 肾功能：包括血清肌酐（Cre）、尿素（Urea）、尿酸（UA）、估算的肾小球滤过率（eGFR；通常采用 CKD-EPI 公式计算）等。必要时应根据 eGFR 调整治疗剂量及方案。

• 电解质：特别是血磷水平，在应用阿德福韦酯（ADV）和替诺福韦酯（TDF）等核苷酸类似物治疗时应注意监测血磷水平是否下降。

• 血常规：肝硬化患者最常见的血常规结果异常为血小板计数下降，失代偿严重者亦可见白细胞计数下降，消化道出血时可见红细胞计数及血红蛋白含量显著下降。血小板减少的原因最为普遍接受的观点为肝硬化门静脉高压导致脾脏淤血和脾功能亢进，血小板被脾脏清除破坏过多；也有研究认为同时存在自身免疫因素导致的血小板破坏，以及骨髓巨核细胞成熟和分泌血小板功能障碍。

- 甲状腺功能：IFN 治疗前和治疗期间应注意评估总 T3（TT3）、总 T4（TT4）、游离 T3（FT3）、游离 T4（FT4）、促甲状腺激素（TSH）水平等，必要时还需检测甲状腺过氧化物酶抗体和甲状腺球蛋白抗体等。

- 甲胎蛋白（AFP）：主要用于监测肝细胞癌（HCC）的发生。

- 瞬时肝脏弹性测定：用于辅助判断是否存在肝纤维化和肝硬化及其程度。但较易受到肝脏炎症、脂肪变性等的影响。

- 腹部影像学检查：需定期进行腹部超声检查，以判断肝脏形态、质地、是否有占位和结节、血管状态、胆管系统情况、脾脏是否肿大、有无腹水等。必要时应进行腹部 CT 或 MRI 检查。

Q87 对于乙型肝炎病毒定量检测报告单上经常出现的"阴性""不可测"或"低于检测限"的结果，你们都理解吗？

乙型肝炎病毒基因（HBV DNA）检测，包括定性和定量检测，是慢性乙型肝炎诊治中非常重要的项目。定性检测，报告"阳性"或"阴性"结果，代表病毒的"有"或"无"，但是仅仅"有"不能反映治疗过程中体内病毒含量减少了多少或增加了多少，无法满足临床治疗随访的需要；而定量检测，给出的是体内病毒含量的报告，含量与病情、预后和治疗效果密切相关，因此现在几乎所有医院只做病毒定量检测。但令人遗憾的是，当前各家医院出具的病毒定量检测报告可谓五花八门。

- 第一种结果"阴性"。原则上这是不专业甚至错误的结果。理由有：① 既然是定量检测，那结果应该是某个具体数值，而不是"阴性"或"阳性"。② 如果没有测到病毒，应该如实报告"测不出来"，测不出病毒不代表没有病毒，所以不是"阴性"。③ 即使血液里病毒"阴性"，也不代表肝脏里没有病毒；就算肝组织里没有病毒，肝细胞核里还有病毒 cccDNA。经常有患者问：既然病毒都"阴性"了，为什么还要我吃抗病毒药，比较容易产生误解。

- 第二种结果"不可测"。"不可测"是"测不出来"，不是"没有检测"。最优的回答是我们所采用的定量检测技术，未测到你体内有病毒；"不可测"不代表病毒阴性，可能是病毒含量很低，低到测不出。但是，"不可测"绝对是个好消息。

- 第三种结果"低于检测限"。这是最专业和准确，但同时又是最难理解的表达方式。"最低检测限"代表实验室检测技术的极限，低于"最低检测限"也并不是病毒真的为"0"，只是超出了实验室检测的极限。举个简单的例子，如果某实验室检测技术的最低检测限为"20 U/ml"，那么"低于检测限"可能是"0~20（不包括20）"间的任意数字。但同样，"低于检测限"也绝对是个好消息。既然有最低检测限，是否有最高检测限？当然有。评价一种检测技术的优劣，上下限均需要知晓。我们希望最低检测限越低越好，最高检测限越高越好。

（王蓓丽　潘柏申）

参考文献

[1] Stapleton J T. Host immune response to hepatitis A virus [J]. J Infect Dis, 1995, 171(Suppl 1): S9-S14.

[2] 中华人民共和国卫生部. WS 298-2008 甲型病毒性肝炎诊断标准 [S/OL].(2008-12-11)[2017-4-15] http://www.nhfpc.gov.cn/ewebeditor/uploadfile/2014/10/20141011154618580.PDF.

[3] Liaw Y F, Brunetto M R, Hadziyannis S. The natural history of chronic HBV infection and geographical differences [J]. Antivir Ther, 2010, 15(Suppl 3): 25-33.

[4] 中华人民共和国卫生部. WS 299-2008 乙型病毒性肝炎诊断标准 [S/OL].(2008-12-11)[2017-4-15] http://www.nhfpc.gov.cn/ewebeditor/uploadfile/2014/10/20141011154207296.PDF.

[5] European Association for the Study of the Liver. EASL Recommendations on Treatment of Hepatitis C 2016 [J]. J Hepatol, 2016, 66(1): 153-194.

[6] 中华人民共和国卫生部. WS 213-2008 丙型病毒性肝炎诊断标准 [S/OL].(2008-12-11)[2017-4-15] http://www.nhfpc.gov.cn/ewebeditor/uploadfile/2014/10/20141011154531818.PDF.

[7] 李凡，徐志凯. 医学微生物学 [M]. 8 版. 北京：人民卫生出版社，2013.

[8] 中华人民共和国卫生部. WS 300-2008 丁型病毒性肝炎诊断标准 [S/OL].(2008-12-11)[2017-4-15] http://www.nhfpc.gov.cn/ewebeditor/uploadfile/2014/10/20141011154142976.PDF.

[9] Favorov M O, Fields H A, Purdy M A, et al. Serologic identification of hepatitis E virus infections in epidemic and endemic settings [J]. J Med Virol, 1992, 36(4): 246-250.

[10] 中华人民共和国卫生部. WS 301-2008 戊型病毒性肝炎诊断标准 [S/OL].(2008-12-11)[2017-4-15] http://www.nhfpc.gov.cn/ewebeditor/uploadfile/2014/10/20141011154030114.PDF.

[11] Sarin1 S K, Kumar1 M, Lau G K, et al. Asian-Pacific clinical practice guidelines on the management of hepatitis B: a 2015 update [J]. Hepatol Int, 2016, 10(1): 1-98.

[12] European Association for the Study of the Liver. EASL 2017 Clinical Practice Guidelines on the management of hepatitis B virus infection [J]. J Hepatol, 2017.

[13] Omata M, Kanda T, Wei L, et al. APASL consensus statements and recommendations for hepatitis C prevention, epidemiology, and laboratory testing [J]. Hepatol Int, 2016, 10(5): 681-701.

[14] 中华医学会检验医学分会，卫生部临床检验中心，中华检验医学杂志编辑委员会. 肝脏疾病诊断治疗中实验室检测项目的应用建议 [J]. 中华检验医学杂志，2013, 36(9):773-784.

[15] Shiha G, Ibrahim A, Helmy A, et al. Asian-Pacific Association for the Study of the Liver (APASL) consensus guidelines on invasive and non-invasive assessment of hepatic fibrosis: a 2016 update [J]. Hepatol Int, 2017, 11(1):1-30.

影像学诊断

 专家论点

    病毒性肝炎影像学检查方法包括：计算机断层扫描（CT）、磁共振成像（MRI）和超声检查，用于评价肝脏形态、质地、胆管系统和肝内血管通畅情况、门静脉高压并发症程度（如腹水、静脉曲张、脾大），以及肝癌的检出。其中，超声和 CT 是早期肝硬化患者首诊常用的影像学检查方法[1-4]。

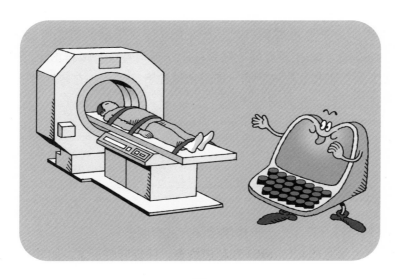

　　超声检查因其方便、费用低及应用范围广而成为临床首诊最常用的影像学检查方法。应用超声检查病毒性肝炎，以了解肝脏和脾脏等的大小及形态学改变程度。近几年在临床上推广使用一种无创性的肝纤维化检查技术，即超声瞬时弹性成像技术（Fibroscan，国产新品为带有 B 超定位功能的 FibroTouch），用于急性、慢性病毒性肝炎及肝硬化时评价肝纤维化的程度 [5]，能相对准确识别出轻度肝纤维化和进展性肝纤维化或早期肝硬化 [6]。

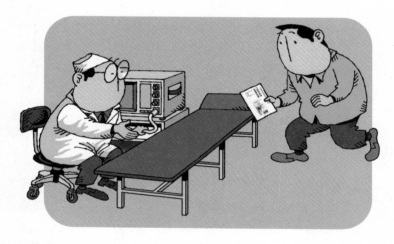

　　急性重型肝炎（急性肝衰竭）进行 CT 检查，常用于评价肝组织坏死的范围，以及判断是否有并发症（如腹水和自发性肝破裂）。慢性病毒性肝炎在出现肝硬化前 CT 可表现正常；当发展至肝硬化后，可出现肝形态学改变和相关并发症，CT 检查能够更好地观察并发症的程度。

　　MRI 较少用于急性肝炎患者。但 MRI 比 CT 敏感，可为肝硬化诊断提供更好的准确性。MRI 能更好地观察肝小结节的特征，以检出小肝癌。但是 MRI 比 CT 需要更长的扫描时间，而且价格昂贵。因此，它通常用于 CT 不能明确或病变需要进一步鉴别的情况。

专家释疑

Q88 病毒性肝炎常用的影像学检测方法有哪些？

肝炎患者可通过 CT、MRI 和超声检查，评价肝脏形态、胆管系统和肝内血管通畅情况、门静脉高压并发症程度（如腹水、静脉曲张、脾大），以及检出肝癌。其中，超声和 CT 是早期肝硬化患者首诊常用的影像学检查方法。

Q89 急、慢性病毒性肝炎的超声影像学常见表现有哪些？

轻度急性肝炎无明显异常。中重度急性肝炎可表现为肝体积增大，肝组织回声减低或不均质回声；胆囊腔缩小，胆囊壁增厚水肿，以及门静脉走行区高回声；脾脏轻度增大。

部分慢性病毒性肝炎病例可见肝体积稍大或正常，肝内回声增粗、增多。肝硬化期，可见肝脏大小及形态学改变，常表现为肝内回声增粗、增多，分布不均匀。当肝硬化再生结节明显时，肝内见大小不等的稍高回声或低回声结节，肝内血管走行僵直，门静脉主干及分支血管扩张。超声检查可用于评价门静脉血栓和门静脉血流的流速、方向及波形。

Q90 什么是超声瞬时弹性成像技术（弹性超声）？

目前，临床使用一种无创性肝纤维化检查技术，即超声瞬时弹性成像（Fibroscan）来评价急性、慢性病毒性肝炎的发展。其原理主要是通过超声信号测量肝组织硬度，以评估肝纤维化的程度，其能较准确地识别出轻度肝纤维化和进展性肝纤维化或早期肝硬化。因其无创、快速、可反复使用而得以广泛应用。但由于其取样范围小、探测范围有限，且受到肋间隙大小、腹部气体、腹水以及皮下脂肪、体重等多种因素的干扰，从而可能造成取样和检测误差。其测定值亦受到肝脏炎症坏死、胆汁瘀积以及脂肪肝等多种因素的影响。目前已有越来越多的医疗单位采用国产的、带有 B 超定位功能的 FibroTouch 技术进行肝纤维化和肝脏硬度的评估。

Q91 急、慢性病毒性肝炎的 CT 常见表现有哪些？

急性肝炎通常无特征性表现，常见肝脏体积增大、门静脉周围水肿以及胆囊壁增厚水肿。增强检查肝组织呈片状不均匀性强化，延迟期肝组织强化均匀。

慢性病毒性肝炎可表现为：肝组织密度不均匀、增强扫描呈不均匀性强化以及肝门等部位淋巴结肿大。

Q92 肝硬化的 CT 常见表现有哪些？

当病毒性肝炎进展为肝硬化时，可出现肝体积大小及形态学的改变，包括：肝体积缩小、形态失常，如肝右叶萎缩，尾状叶代偿性增大，肝脏表面高低不平，呈波浪状或锯齿状，当肝脏硬化结节增生显著时，可见肝脏密度高低不均，呈网格状或结节状改变。继发性改变主要表现为脾脏增大、腹水、门静脉高压（门静脉内径增宽大于等于 13 mm），食道、胃底及脾门周围静脉迂曲扩张。

Q93 急、慢性病毒性肝炎的 MRI 影像学常见表现有哪些？

急性肝炎常见表现主要为 T2WI 信号明显不均匀，门静脉周围水肿。增强检查动脉期可见肝组织多发斑片状异常强化区，与 CT 增强表现相似。

慢性病毒性肝炎患者，常规 MR 检查易发现因肝硬化导致的肝形态改变以及门静脉高压征象。在肝硬化前期，增强扫描可发现肝组织不均匀；在肝硬化期，肝脏大小及形态学改变与 CT 表现相似；当肝脏发生纤维化甚至肝硬化时，可表现为平扫 T1WI 低信号，T2WI 高信号；当伴有肝硬化结节时，肝脏信号不均匀呈结节样改变，平扫时硬化结节呈 T1WI 低、等或高信号，T2WI 等或低信号，增强后硬化结节的强化与周围肝脏实质相似。

（单 飞 叶佩燕 张志勇）

参考文献

[1] 周康荣. 腹部 CT[M]. 上海：上海医科大学出版社，1993: 60-61.
[2] 陈敏等. 体部磁共振诊断学 [M]. 福州：福建科学技术出版社，2010: 75-84
[3] 郭万学. 超声医学 [M]. 6 版. 北京：人民军医出版社，2012: 784-798.
[4] 张国福，史景云，袁敏. 腹部影像学 [M]. 上海：上海科学技术出版社，2016: 486-524.
[5] Talwalkar J A, Kurtz D M, Schoenleber S J, et al. Ultrasound-based transient elastography for the detection of hepatic fibrosis: systematic review and meta-analysis[J]. Clin Gastroenterol Hepatol, 2007, 5(10): 1214-1220.
[6] Castera L, Foucher J, Bernard P H, et al. Pitfalls of liver stiffness measurement: a 5-year prospective study of 13369 examinations[J]. Hepatology, 2010, 51(3): 828-835.

6

治 疗

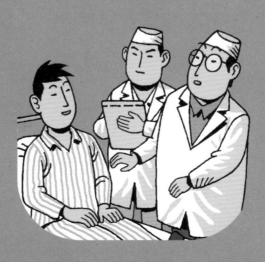

急性病毒性肝炎

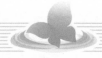

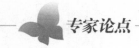 专家论点

病毒性肝炎急性期，肝脏充血水肿、肝细胞坏死、淤胆及炎症明显，甚至轻微出血。患者多出现发热、乏力、纳差、恶心、呕吐和右上腹痛等症状，少数人可有睡眠障碍。大部分患者可自然痊愈，部分乙型或丙型肝炎患者可转为慢性，少数患者有可能发生重症肝炎甚至死亡，特别是在合并基础疾病或处于特殊生理时期的患者。所以，急性病毒性肝炎的治疗应该掌握下列七项原则 [1-3]：

（1）适当休息。患者应延长休息时间，尤其是卧床休息时间。人体在平卧时肝脏的血液流量比直立体位增加 20%；病情严重者应严格卧床休息。

（2）合理膳食。患者应选择易于消化和吸收，且富含蛋白质和碳水化合物类的食物。特别推荐酸乳，不仅能提供优质蛋白质，还富含益生菌，对肝炎患者尤其有益。

（3）对症支持治疗。症状比较严重的患者，有必要实施对症支持治疗，但不建议使用甾体或非甾体类药物。比如：对于纳差、恶心和呕吐者，可适当使用增强胃蠕动或助消化的药物以对症治疗。对于发热时间较长、呕吐严重、长期摄食不足者，应注意补充液体，掌握水电解质平衡，必要时可以通过静脉输注营养物质。

（4）防治重症化。如患者合并基础疾病或处于特殊生理阶段，必须严密监测。比如：在慢性乙型或丙型肝炎基础上重叠感染急性戊型肝炎，或者孕期感染戊型肝炎，病情往往较重，必须住院观察和治疗。

（5）防治并发症。既往没有基础疾病的患者，也有极少数会出现并发症，导致病情突然加重，发展为急性肝衰竭，其死亡率很高，需要严密监测，严密防范。监测时需要注意胆红素、白蛋白和凝血酶原时间等肝功能指标。一旦出现并发症或重症化倾向，应及时处理。

（6）合理使用保肝、降酶和退黄药物[4]。大多数药物经肝脏代谢或解毒，倘若不恰当使用药物，不仅增加肝脏负担，还会加重肝脏损害。急性炎症期的肝细胞对化学药物更为敏感。保肝治疗可以减轻肝脏炎症，减少肝细胞坏死，缩短病程，减少并发症，在一定程度上降低肝衰竭发生率。但合理用药非常重要。比如：甘草酸制剂、水飞蓟制剂和肝细胞膜保护剂等推荐用于急性期治疗。降酶药物可以降低外周血氨基转移酶活性，对于减轻乏力和缓解消化道症状有意义；但是对于轻度氨基转移酶增高，无临床症状或症状轻微者，不推荐使用。退黄疸药物的有可能改善淤胆，增加胆红素代谢，但作用有限[5-6]。

（7）关于抗病毒治疗。对于急性甲型和戊型肝炎，因属于自限性疾病，无须抗病毒治疗。对于急性乙型肝炎，一般不需要抗病毒治疗，但少数有慢性化，极少数还可能发展为急性肝衰竭，可在专业医师指导下口服核苷类抗病毒药物。关于急性丙型肝炎，少数患者可自愈，应根据病情的发展趋势决定是否采用抗病毒药物。

 专家释疑

Q94 急性病毒性肝炎患者在治疗上应掌握哪些原则？

急性病毒性肝炎主要针对急性期、症状明显、需要医学干预的患者。由于绝大多数急性病毒性肝炎是自限性的，可以自愈，大多数并不是靠药物治愈的，因此在治疗中应该掌握以下原则：

• 适当休息。尤其要强调卧床休息，以减轻肝脏负担。人体在平卧时肝脏的血液流量比直立体位增加20%，所以急性病毒性肝炎患者，尤其是病情严重者，卧床休息有助于加速病情恢复。

• 合理膳食。食物也要经过肝脏代谢，因此要避免摄入高脂肪、高胆固醇以及辛辣和刺激性强的食物，宜进食易消化吸收、富含蛋白质和维生素的食物。特别推荐酸乳和温性的蔬果。

• 适当使用药物。80%以上的药物经过肝脏代谢，因此急性肝炎患者用药应谨慎，不要额外加重肝脏负担。即使要使用所谓保肝降酶药物，也要严格掌握适应证、药物类型、使用剂量和疗程，尤其要避免同时使用多种药物。

• 关于抗病毒治疗。仅适用于部分有可能发展为慢性和重症化的急性乙型肝炎，以及少数急性丙型肝炎。甲型和戊型肝炎，不需要抗病毒治疗。

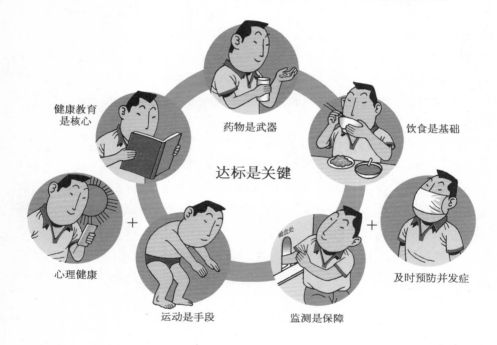

Q95 哪些药物对急性病毒性肝炎是有益的？用药应掌握哪些原则？

除了少数急性乙型和丙型肝炎外，急性病毒性肝炎是可以自愈的，所以用药的目的主要包括"对症支持、保肝降酶、适当退黄、防止加重"。

• 对症支持。急性期患者多存在消化不良的症状，适当给予助消化和加强胃肠道蠕动的药物是合适的。少数患者可能出现发热、食欲减退，甚至呕吐等，所以机体不仅缺乏营养，还有可能出现水和电解质紊乱。因此有必要适当输入营养物质、补充水和电解质。

· 保肝降酶。保肝药物的目的主要是减轻或消除肝脏的炎症，减少肝细胞的进一步损害，保护已经损害的肝细胞膜；降酶的目的主要是消除从肝细胞释放到血液里的氨基酸转移酶，这些酶导致患者乏力和各种消化道症状，所以在转氨酶较高的情况下用药有益。保肝降酶药滥用现象严重，应加以重视，用药种类并非多多益善。

· 退黄药物。黄疸是胆红素代谢障碍或胆汁淤积造成的，与肝脏损害程度基本一致，但少数患者不出现黄疸。可见，肝脏损害得到有效修复后，黄疸会自然消退。现有的退黄药物机制不明，宜慎重使用。某些可以促进胆汁代谢的药物，比如熊去氧胆酸适用于部分患者。

· 防止加重。主要是防止急性病毒性肝炎发展为重症肝炎（肝衰竭），前述所有治疗或用药措施均有一定预防意义。对于有重症化倾向的患者，密切监测很重要。由于大多数急性病毒性肝炎的肝脏损害是免疫机制介导的，所以在严格掌握适应证的情况下，可以考虑短期使用肾上腺糖皮质激素，但必须在专业医师指导之下应用。

Q96 急性病毒性肝炎患者会发生重症化或者死亡吗？

急性肝炎合并基础疾病或处于特殊生理阶段，有可能发生重症或者死亡，必须严密监测。比如：在慢性乙型或丙型肝炎基础上重叠感染急性戊型肝炎，或者孕期感染戊型感染，病情往往较重，必须住院观察和治疗。既往没有基础疾病，也有极少数急性肝炎患者的病情突然加重，发展为急性肝衰竭，其病死率很高，需要严密监测，严密防范，尤其需要注意监测包括胆红素、白蛋白和凝血酶原时间在内的肝功能指标。如果发现重症化倾向，就要及时处理。

Q97 急性病毒性肝炎患者痊愈后会再次感染吗？

根据罹患肝炎病毒型别和基因亚型的差异，患者再次感染的发生概率也有所差异。比如：甲型肝炎治愈即可获得终身免疫，不会再次感染。急性乙型肝炎痊愈后，人体内可获得充足的细胞和体液免疫，再次感染的发生概率大幅度降低。丙型和戊型肝炎治愈后不能获得终身免疫，存在再次感染的可能。

（缪晓辉）

参考文献

[1] Centers for Disease Control and Prevention. Hepatitis A questions and answers for the public[EB/OL].(2016-10-3)[2017-4-15] https://www.cdc.gov/hepatitis/hav/afaq.htm.

[2] Ryder S D, Beckingham I J.ABC of diseases of liver, pancreas, and biliary system: acute hepatitis[J]. BMJ, 2001, 322(7279): 151-153.

[3] Mohsen W, Levy M T. Hepatitis A to E: what's new? [J]. Intern Med J, 2017, 47(4): 380-389.

[4] Mantzoukis K, Rodríguez-Perálvarez M, Buzzetti E, et al. Pharmacological interventions for acute hepatitis B infection: an attempted network meta-analysis[J].Cochrane Database Syst Rev, 2017, 3: CD011645.

[5] 中华医学会感染病学分会, 肝脏炎症及其防治专家共识专家委员会. 肝脏炎症及其防治专家共识 [J]. 中华传染病杂志, 2014, 32(2): 65-75.

[6] 缪晓辉. 保肝治疗：共识与争议 [J]. 肝脏, 2010, 15(3): 202-203.

慢性病毒性肝炎及其相关疾病

专家论点

慢性病毒性肝炎是指不同病因引起的，病程至少持续 6 个月以上的肝组织坏死和炎症。临床上可有相应的症状、体征和肝功能指标异常。但也可无明显临床症状，仅肝活体组织检查发现肝组织有坏死和炎症。

常见的能引起慢性病毒性肝炎的肝炎病毒有：乙型肝炎病毒（HBV）、丙型肝炎病毒（HCV）和丁型肝炎病毒（HDV）。戊型肝炎病毒（HEV）在宿主免疫功能低下等情况下偶尔也可能引起慢性感染。根据不同的病因，应采取不同的治疗方式。

慢性乙型肝炎的治疗

HBV 活动性复制是肝损伤及进展的主要驱动因素。所以持续抑制病毒复制是首要目的，慢性乙型肝炎（CHB）治疗的关键是抗病毒治疗。抗病毒治疗的适应证主要是根据血清 HBV DNA 水平、血清 ALT 和肝脏疾病严重程度来决定 [1]。目前抗 -HBV 的药物分为两大类：干扰素（包括聚乙二醇化干扰素 PEG-IFN）和核苷（酸）类似物（NAs）。

（1）抗病毒治疗

· 干扰素：具有抗病毒和免疫调节的双重作用。目前干扰素分为普通 IFNα

和 PEG-IFNα 两种。普通 IFNα 治疗 CHB 有一定的疗效，PEG-IFNα 相较于普通 IFNα 能取得相对较高的 HBeAg 血清学转换率、HBV DNA 抑制及生化学应答。目前对于 CHB 患者，采用 PEG-IFNα-2a 180 μg/ 周治疗 48 周，或 PEG-IFNα-2b 治疗 48 周。有研究结果显示延长 PEG-IFNα 疗程至 2 年可提高治疗应答率 [2]，但考虑延长治疗带来的更多不良反应和经济负担，从药物经济学角度考虑，现阶段仍应根据患者在接受 PEG-IFNα 过程中应答情况调整治疗方案，包括是否延长疗程或转换到核苷类药物或联合核苷类药物。干扰素的缺点为不良反应发生率高，常见的有流感样症状，如发热、寒战、头痛、无力、食欲减退、脱发等，这些症状经对症处理可以缓解。比较严重的有中性粒细胞和血小板减少、甲状腺疾病、自身免疫性疾病和精神抑郁等，这时应根据患者的耐受程度以及相关安全性指标进行判断并做相应的剂量调整或停药。

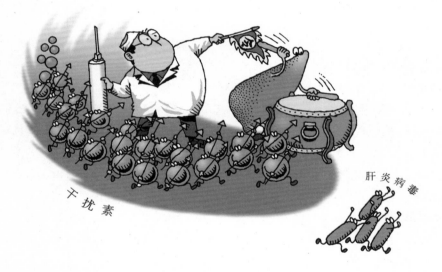

干扰素

肝炎病毒

• 核苷（酸）类似物：目前中国批准上市的 NAs 有恩替卡韦（ETV）、替诺福韦酯（TDF）、拉米夫定（LAM）、阿德福韦酯（ADV）和替比夫定（LDT）。

• ETV：是一种环戊烷鸟嘌呤核苷类似物，抗病毒作用快而强，可强效抑制 HBV 的复制。ETV 治疗 5 年的随访研究表明，HBeAg 阳性患者 HBV DNA 转阴（< 300 拷贝 /ml）率达 94%，ALT 复常率为 80%。在 NAs 初治的 CHB 患者中（HBeAg 阳性或阴性），ETV 治疗的累积耐药发生率为 1.2%；然而在已发生 LAM 耐药的患者中，ETV 单药治疗 5 年累积基因型耐药发生率仍比较高 [3]。由于恩替卡韦是一个强效低耐药且安全性良好的药物，多个国

际指南和中国慢性乙型肝炎指南对慢性乙型肝炎初治患者推荐恩替卡韦为一线治疗选择药物。

• TDF：是非环状腺嘌呤核苷酸类似物，化学结构与 ADV 相近，但抗病毒活性比 ADV 快而强。TDF 治疗 48 周时 HBeAg 阳性 CHB 患者中 HBV DNA 转阴（< 400 拷贝 /ml）率为 76%、HBeAg 血清学转换率为 21%、ALT 复常率为 68%。在 HBeAg 阴性 CHB 患者中 HBV DNA 转阴（< 400 拷贝 /ml）率为 93%、ALT 复常率为 76%[4]。此外，一项经过 8 年的 TDF 治疗的研究中，未检测到 TDF 相关耐药。由于其强效低耐药的特性，多国指南同样推荐 TDF 为慢性乙型肝炎初治或经治患者治疗的一线药物。尽管 TDF 临床使用安全性良好，但长期使用仍有一小部分患者会出现肾损害以及低磷性骨病，因此仍建议在长期服用中定期监测肾功能以及血清钙和血清磷的水平。

• LAM：为 L- 核苷类药物，可有效抑制 HBV 复制。HBeAg 阳性患者治疗 5 年后，HBeAg 血清学转换率达到 35%~65%，与治疗前 ALT 水平相关。LAM 对 HBeAg 阴性患者的疗效与 HBeAg 阳性患者相似，但停药后易复发，1 年后持久应答率仅 20% 左右。LAM 的安全性和耐受性好，不良反应少，主要缺点易发生病毒株 YMDD 变异，治疗后 5 年变异率可达 70%。

• ADV：是非环状腺嘌呤核苷酸类似物，对野生型 HBV 以及对 LAM、LDT 和 ETV 耐药的变异株均有抑制作用。对 HBeAg 阳性患者治疗 1 年、2 年、3 年和 5 年时，HBV DNA < 1 000 拷贝 /ml 者分别为 28%、45%、56% 和 58%，HBeAg 血清学转换率分别为 12%、29%、43% 和 48%，耐药率分别为 0%、1.6%、3.1% 和 20%。对 HBeAg 阴性患者治疗 5 年，HBV DNA < 1 000 拷贝 /ml 者为 67%，ALT 复常率为 69%；治疗 5 年的累积耐药基因突变发生率为 29%。主要不良反应可能影响肾功能和钙及磷的吸收，对肾功能不全者应慎用，应按肌酐清除率调整用量。

• LDT：为 L- 核苷类药物，具有特异的高度抗 -HBV 活性。国内 Ⅲ 期临床试验的 52 周结果，以及全球多中心 104 周研究结果表明，LDT 抗病毒活性优于 LAM，且耐药发生率低于 LAM，但总体耐药率仍然偏高。LDT 的总体不良事件发生率和 LAM 相似，但治疗 52 周和 104 周时发生 3~4 级肌酸激酶（CK）升高者分别为 7.5% 和 12.9%。本品与 IFNα 类合用时可致末梢神经病，应列为联合用药的禁忌。

（2）一般治疗：活动期适当休息，恢复后可以正常活动，要避免过度劳累。饮食营养摄入平衡，增加新鲜蔬菜、食用菌类、大豆制品和水果的摄入，减少摄入脂肪量和高糖制品，禁酒，控制体重，避免体重增加过多导致脂肪肝。不推荐使用各种中西药补药和保健品。要保持乐观的情绪，正确对待疾病，生活起居规律，避免过多的应酬和娱乐活动。如有较严重的肝损害，可以在抗病毒治疗的基础上酌情使用消炎保肝或抗肝纤维化药物。定期复查肝功能指标、血清 HBV DNA、乙型肝炎血清标志物（每 3 个月复查 1 次）、AFP 和腹部超声检查（每 6 个月至 1 年复查 1 次）[5]。肝硬化患者若有肝内结节，如有条件建议每年行腹部 CT 或磁共振检查。

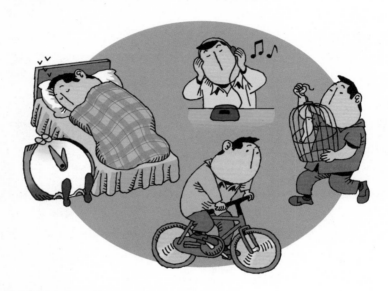

慢性丙型肝炎的治疗

慢性丙型肝炎的治疗主要是抗病毒治疗，治疗的主要目标是清除 HCV，获得治愈，清除或减轻 HCV 相关肝损害，阻止病情进展为肝硬化、失代偿期肝硬化、肝衰竭或肝癌，改善患者的长期生存率，提高患者的生活质量。其中进展期肝纤维化及肝硬化患者 HCV 的清除可降低肝硬化失代偿的发生，可降低但不能完全消除 HCC 的发生，需长期监测肝癌的发生；失代偿期肝硬化患者 HCV 的清除有可能降低肝移植的需求，对该部分患者的长期生存率的影响需进一步研究。

（1）抗病毒治疗

· PEG-IFNα 联合利巴韦林（RBV）治疗（PR 方案）：在直接抗病毒药物（DAAs）上市之前，PR 方案仍是我国现阶段 HCV 感染者抗病毒治疗的主要方案，可应用于所有基因型 HCV 现症感染且无干扰素和利巴韦林治疗禁忌证的患者[6]。一旦确诊慢性丙型肝炎且血液中检测到 HCV RNA，即应进行规范的抗病毒治疗。治疗前应根据 HCV RNA 载量、基因分型、肝纤维化分期以及有无抗病毒治疗的禁忌证等综合评估[7]。

目前我国批准用于慢性丙型肝炎治疗的药物为 PEG-IFNα、普通 IFNα 和利巴韦林（RBV）。PEG-IFNα-2a 的注射剂量为 180 μg，每周一次皮下注射；按照中国国家处方集 PEG-IFNα-2b 推荐剂量为 1.5 μg/kg，每周一次皮下注射。在接受 PEG-IFNα 联合 RBV 治疗过程中，应根据治疗中病毒学应答进行个体化治疗（RGT）。治疗前、治疗 4 周、治疗 12 周、治疗 24 周应采用高灵敏度方法监测 HCV RNA 水平，以评估病毒学应答，指导治疗。无论何种 HCV 基因型，如治疗 12 周时 HCV RNA 下降幅度 < 2 log，或 24 周仍可检测到 HCV RNA，则可考虑停药。在治疗过程中应定期监测血液学、生化学和 HCV RNA 以及不良反应等。

• DAAs 治疗：近些年，针对 HCV 生命周期中病毒蛋白的靶向特异性治疗的许多小分子化合物得到了迅速发展，极大地提高了抗病毒疗效。这些药物统一命名为直接抗病毒药物（directly acting antivirals，DAAs），包括非结构蛋白（non-structural，NS）3/4A 蛋白酶抑制剂、NS5A 抑制剂和 NS5B 聚合酶抑制剂等。DAAs 在多个国家已有多种药物获批上市，部分 DAAs 在我国尚处于临床试验阶段。2017 年 4 月中国批准了第一个 DAA 药物治疗方案的上市，不久将陆续有多个 DAA 获批应用于临床。随着 DAA 在中国的上市，中国丙型肝炎患者将有更多获得治疗并且治愈的机会。以 DAAs 为基础的抗病毒方案包括 1 个 DAA 联合 PR，DAAs 联合利巴韦林，以及不同 DAA 联合或复合制剂。目前的临床研究暂未有关于 DAAs 药物绝对禁忌证的报道，因此上述 DAAs 的三种方案可以涵盖几乎所有类型的 HCV 现症感染者的治疗。这些含 DAAs 的方案尤其适用于 PR 治疗后复发或是对 PR 应答不佳的患者或不能耐受 PR 治疗的患者。初治患者也可以考虑使用含 DAAs 的方案，以缩短疗程，增加耐受性，提高 SVR 率。当患者有干扰素治疗禁忌证时，可考虑使用无干扰素方案。

不同的 HCV 基因型患者，采用的 DAA 治疗方案以及疗程不同。因此，患者进行 DAA 抗病毒治疗前，目前仍然需要检测 HCV 基因型。

• 丙型肝炎肝硬化患者的治疗和管理：大量的队列研究显示，伴有明显肝纤维化和肝硬化的患者获得 SVR 后临床上出现失代偿肝硬化和 HCC 的概率明显降低[8]。然而对于明显肝纤维化或肝硬化的患者获得 SVR 的概率，即使采用新的 DAAs 治疗方案也低于轻、中度纤维化患者。对于肝硬化患者治疗时，还应密切观察药物的不良反应以及 DAA 与其他基础疾病治疗用药之间的相互作用。因为这组患者一般来说年龄相对较大，容易伴发其他疾病，或者同时应用其他药物，患者的依从性也相对较低。此外，对于肝硬化患者，即使清除了病毒，仍然需要监测 HCC 及门脉高压等相关并发症。

慢性丁型肝炎的治疗

目前认为 HDV 的复制必需依赖 HBV 的存在，因此称为缺陷病毒。与 HBV 重叠感染后，可促使肝损害加重，并易发展为慢性活动性肝炎、肝硬化和重型肝炎。

慢性丁型肝炎尚无有效的治疗方法，临床试用 IFN-α 治疗，平均剂量为 5 mU，每周 3 次，持续 3~4 个月。虽然 ALT 活性在治疗期间下降，但停药后几乎均出现复发。提高剂量或延长疗程，证实 IFN-α 可以使多数患者 ALT 下降或恢复正常，肝组织的坏死性炎症也有所好转。病毒学资料提示生化好转与血清 HDV RNA 和肝脏内 HDAg 的清除之间无相关关系。IFN-α 对不伴肝硬化的慢性丁型肝炎的治愈率为 15%~20%。PEG-IFNα 的疗效仍有待深入研究。

目前有关于 NAs 单用或与 IFNα 联合应用治疗丁型肝炎的临床研究提示，虽然 NAs 可以有力地抑制 HBV 复制，但是并不能改善慢性丁型肝炎的疾病活动性或降低 HDV RNA 水平。

病毒性肝炎相关肝纤维化和肝硬化的治疗

对肝硬化的治疗主要是病因治疗、一般支持治疗及预防和治疗各种并发症。最重要的是以全局观念，给患者制订一个系统、规范的临床治疗方案及长期随访计划。

（1）病因治疗：首先在明确病因的基础上尽可能给予有效的病因治疗。对于慢性乙型肝炎和丙型肝炎所致的肝硬化，如果病毒复制仍然活跃，可给予相应的抗病毒治疗，如前所述。

（2）针对肝纤维化本身的治疗：如抑制肝脏炎症和肝星状细胞（HSC）的激活，抑制胶原的增生、促进胶原的降解等。近年来，随着对肝纤维化发生机制的认识不断深入，特别是对细胞外基质的合成与降解的调控有了更多的了解，人们提出了在各个环节上进行治疗的方法，但目前大多数仍处于实验研究阶段。

· IFNα：中国台湾学者报道对慢性乙型肝炎 IFNα 治疗有效的患者进行长期随访，发现可减轻肝纤维化的发生和发展。IFNα 并未经临床试验证明，鉴于本品长期应用毒性大，因此不推荐用于治疗肝纤维化和肝硬化。

· 中医药：中医药治疗肝纤维化和肝硬化历史悠久，一般常用活血化瘀药为主，按病情辨证施治。

（3）对肝硬化患者的一般支持疗法

· 休息：代偿期的肝硬化患者可适当工作或劳动，但应注意劳逸结合，以不感疲劳为度。肝硬化失代偿期应停止工作，但长期卧床有可能导致肌肉失用性萎缩，影响生活质量。

· 饮食：肝硬化患者的饮食原则为足热量和适当的蛋白质补充、限制钠摄入以及充足的维生素。每日应供给热量 100~140 J/kg 体重，蛋白质饮食以每日 1~1.5g/kg 体重为宜，其余热量由糖类和脂肪供给（60:40），提倡夜间加餐。对有肝性脑病先驱症状者，应限制蛋白质摄入。有食管静脉曲张者应避免坚硬粗糙的食物以免损伤食管黏膜引起出血。因肝硬化患者多有水钠潴留，故应少盐饮食，尤其腹水者更应限制钠的摄入。

（4）肝硬化并发症的检测和治疗：对于所有诊断为肝硬化的患者均应注意相应的检查以发现其并发症。对于初次胃镜或 X 线造影无食管胃底静脉曲张者，应每 2 年复查一次；对于已发现轻中度静脉曲张者则每年复查一次；对于重度食管胃底静脉曲张且伴有出血高危征象者，应采用药物或内镜干预措施预防首次出血。对于已发生食管胃底静脉曲张破裂出血者，更应采取措施预防再次出血。

对所有肝硬化患者均应进行原发性肝癌的监测和随访。根据国内外经验，一般至少每 3~6 个月进行一次肝脏 B 超检查及血清甲胎蛋白测定，必要时行腹部 CT 或磁共振检查。

（5）肝移植：目前原位肝移植已成为治疗终末期肝病的最有效的方法，术后患者的 1 年、5 年和 10 年存活率分别为 80%~90%、70%~80%、60%~70%。对于乙型肝炎肝硬化接受肝移植者，长期注射小剂量乙型肝炎免疫球蛋白联合口服抗-HBV 核苷类药物，可使 HBV 再感染的发生率降低到 5% 以下。对于慢性终末期肝病患者来说，如果估计其 1 年存活率低于 90%，则应考虑肝移植。

专家释疑

Q98 各型病毒性肝炎能否治愈？治愈后是否会复发？是否终身携带？需要长期随访吗？

• 甲型肝炎无慢性化，感染治愈即可获得终身免疫。

• 成人感染乙型肝炎病毒 95% 以上可自然痊愈，但儿童极易慢性化。目前，慢性乙型肝炎可通过有效的抗病毒治疗控制病情稳定，但尚无能完全清除体内乙型肝炎病毒的根治性方案，因此患者可能更关心停药复发问题。无论何种治疗方案，即使治疗成功达到停药标准，停药后仍有可能发生 HBV DNA 反弹，肝炎复发或乙型肝炎病毒再次活动。因此，治疗结束后应对患者进行密切随访以评估长期疗效，对于 ALT 正常且 HBV DNA 低于检测下限者，建议至少每年进行一次 HBV DNA、肝功能、AFP 和超声影像检查。此外，在因肝衰竭进行肝移植的患者中，乙型肝炎复发率高达 60%~80%，由于患者血液中残存的乙型肝炎病毒会再次感染新的肝脏，因此准备肝移植的患者在移植前使用核苷类药物治疗可在一定程度上降低 HBV DNA 水平，降低术后复发率，明显改善肝移植术的预后。另外，乙型肝炎和丙型肝炎联合感染的患者，使用直接抗病毒药物（DAAs）治疗后，可能会引起乙型肝炎病毒的复制。

• 丙型肝炎治愈不能获得终身免疫，存在再次感染的风险。丙型肝炎病毒再感染包括 3 种情况：①丙型肝炎病毒感染者接受肝移植后，新移植到体内的肝脏又被丙型肝炎病毒感染。②经过治疗，以前感染的丙型肝炎病毒被清除，之后再次感染了新的丙型肝炎病毒。③在前一种基因型或基因亚型的丙型肝炎病毒感染尚未治愈时，又感染了第二种基因型或基因亚型的丙型肝炎病毒，即体内存在两种不同基因型或基因亚型的丙型肝炎病毒混合感染。在这三种情况中，只有后两种情况是真正的丙型肝炎病毒再感染，第一种是因为患者血液中的丙型肝炎病毒未被清除而导致的自身感染。

• 戊型肝炎治愈后不能获得终身免疫，存在再感染的可能。

Q99 乙型肝炎病毒感染者什么情况下需要开始抗病毒治疗？一般治疗周期多长时间？乙型或丙型肝炎患者是否需要终身服药？

乙型肝炎大、小三阳和病毒携带者，是根据患者乙型肝炎血清学标志物

（通俗称二对半）检测结果和肝功能正常与否来进行的通俗分类。抗病毒治疗的适应证主要是根据血清 HBV DNA 水平、血清 ALT 和肝脏疾病严重程度来决定，考虑因素较多，在此不展开。有时高病毒载量的妊娠患者需要母婴阻断；化疗患者伴有 HBV 再激活时，也需要抗病毒治疗。应经专科医生综合评估后决定是否抗病毒治疗，切忌自行服用抗病毒药物或随意停用抗病毒药物。

慢性乙型肝炎服用核苷类药物治疗周期相对较长，可达数年甚至十余年，停药需要考虑 HBV DNA、HBeAg、HBsAg 水平及肝脏组织学病变严重程度，擅自停药会引起复发导致疾病加重甚至发生肝衰竭。慢性丙型肝炎根据采取的治疗方案不同，周期有所不同，聚乙二醇干扰素加 RBV 治疗周期一般在半年到 1 年；如采用 DAAs 治疗，周期一般需要 12 周到半年。具体治疗疗程要根据患者的基因分型和治疗应答进行调整。

Q100 目前常用的抗病毒药物有哪些？疗效如何？病毒性肝炎能够根治吗？长期服药会有副作用吗？治疗同时需要服用保肝药物吗？有哪些常用的保肝药物？

慢性乙型肝炎抗病毒药物分为两大类：干扰素 α（IFNα）和核苷（酸）类似物（NAs）。

• IFNα 包括聚乙二醇化 IFNα（PEG-IFNα）和普通 IFNα，前者比后者疗效好。IFNα 疗程相对固定，常见不良反应有流感样症状，如发热、寒战、头痛、无力、食欲减退、脱发，经过对症处理大部分可以缓解。比较严重的有中性粒细胞和血小板减少、甲状腺疾病、自身免疫性疾病和精神抑郁等，这时应调整剂量或停药。

• NAs 包括恩替卡韦（ETV）、替诺福韦酯（TDF）、拉米夫定（LAM）、阿德福韦酯（ADV）和替比夫定（LDT），其中 ETV 和 TDF 抑制 HBV DNA 效果显著，耐药率较低，已被多国指南推荐为一线治疗药物。NAs 长期服用

·患者肝愿·

上海疾控 SCDC | 健康生活从预防开始
Healthy Living Starts with Disease Prevention

"我患病已经 30 多年了，近几年一直体检和药物控制，病情基本稳定，还是希望医疗技术能更加发达，把我的病治好……"

扫描二维码
倾听患者肝愿

尽管安全性较好，但仍建议患者在长期服用过程中注意药物安全性的监测，比如 ADV 和 TDF 需定期检测肾功能和血电解质（钙和磷的水平）。LDT 治疗过程中还需监测肌酸激酶。目前抗病毒药物还不能完全根治慢性乙型肝炎。

慢性丙型肝炎疗程较短，一般在 1 年以内。采取 PR 方案，即 PEG-IFNα 联合利巴韦林（RBV）治疗时，应注意 RBV 可能导致血红蛋白降低，严重者应减量或停药。当患者不能耐受 PR 方案治疗时，可考虑 DAAs 方案治疗。目前的治疗方案基本上可完全清除 HCV RNA。目前中国首个 DAA 已被批准上市，后续会有多个 DAA 被批准上市。DAA 应答率高、安全性好。肝功能异常时，可适当应用一些保肝药物，待肝功能正常后可逐渐停用保肝药物。

常用的保肝药物有：①联苯双酯，有明显的降转氨酶作用，但缺点是停药后，ALT 往往又升高。②双环醇，报告作用比联苯双酯强，适合用于轻、中度的 ALT 持续异常或反复波动的慢性病毒性肝炎的辅助，非病因治疗。③ 水飞蓟素：从菊科植物水飞蓟果实中的提取物，适用于慢性病毒性肝炎、中毒性肝炎的治疗。④甘草酸：系豆科植物甘草的干燥根茎中提取，对慢性乙型肝炎有改善症状和恢复 ALT 作用，对胆红素降低也有一定的效果。

Q101 俗称乙型肝炎"大三阳"或"小三阳"患者不服药治疗能自愈吗？规律服药情况下，慢性病毒性肝炎病情会变严重，进展为肝硬化和肝癌吗？

乙型肝炎大、小三阳不服药自然转阴的概率极低，当大、小三阳患者有治疗适应证时而未治疗，肝脏组织损伤会持续进展甚至发生肝硬化和肝癌。

慢性乙型肝炎患者如规律服用抗病毒药物，可以持续抑制病毒复制，减缓或阻止疾病进展，肝硬化和肝癌的发生率明显降低，但是不能完全阻止肝硬化和肝癌的发生。在治疗过程中或治疗结束时，建议每 6 个月检测一次 HBV DNA、ALT、AFP、超声或放射影像检查。在服用抗病毒药物过程中，即使病情控制良好，仍应注意避免一些肝损伤的因素存在，包括饮酒、服用肝损害药物等。

慢性丙型肝炎治疗的主要目标是清除 HCV，获得治愈，控制或减轻 HCV 相关肝损害，阻止进展为肝硬化、失代偿期肝硬化、肝衰竭或肝癌，改善患者的长期生存率，提高患者的生活质量。其中进展期肝纤维化及肝硬化患者 HCV 的清除可降低肝硬化失代偿的发生，可降低但不能完全避免 HCC 的发生，需长期监测肝癌的发生情况。

Q102 肝炎进展为肝硬化患者的病情可逆转吗？有药物可以治疗吗？手术治疗有用吗？

肝炎后肝硬化一般发生机制为：各种病因所致的慢性肝脏炎症坏死，通过一系列细胞因子的旁分泌及自分泌的作用，将 HSC 激活为肌成纤维细胞，或者大量增殖并产生大量胶原等细胞基质，同时降解活性相对不足，最终导致大量细胞外基质沉积在肝脏。目前认为肝纤维化或早期肝硬化是可以逆转的，但是需要较长时间，3~5 年或更长时间。如果是晚期肝硬化，较难逆转。目前在临床上证实治疗肝硬化的药物较少，目前临床上用的复方鳖甲软肝片、扶正化瘀胶囊，可能在抗纤维化中发挥一定作用。关于手术治疗，肝移植可治疗晚期肝硬化患者。其他的手术是对症治疗，不能逆转肝硬化。

Q103 病毒性肝炎患者经过治疗后多久可以回归正常的生活和工作？

治疗后多久可以回归正常生活、工作，这要根据患者的疾病严重程度和治疗后患者的应答状态来决定。对于慢性病毒性肝炎患者，一般治疗后肝功能正常 2~3 个月，可以回归正常生活、工作。

代偿期的肝硬化患者可适当工作或劳动，但应注意劳逸结合，以不感疲劳为度。肝硬化失代偿期应停止工作，但长期卧床有可能导致肌肉失用性萎缩，影响生活质量。

Q104 抗病毒药物治疗周期长，有没有更有效的方案能缩短患者的服药时间？

慢性乙型肝炎服用核苷（酸）类药物治疗周期相对较长，可达数年甚至十余年。采用干扰素治疗则周期较短，疗程相对固定，但有一定的禁忌证，且副作用较大。目前也有核苷（酸）类药物序贯干扰素治疗的方案可能会提高 HBsAg 清除、缩短口服抗病毒药物疗程、减少停药后复发风险，但仍需要进一步验证并鉴定出用此方案的有效人群。

慢性丙型肝炎根据采取的治疗方案不同，周期有所不同，聚乙二醇干扰素加利巴韦林治疗周期一般在半年到 1 年；如采用 DAAs 治疗，周期一般 12 周到半年，可相对缩短疗程并提高患者对治疗方案的耐受性。

Q105 抗病毒治疗容易产生耐药吗？

干扰素抗病毒治疗无耐药发生。慢性乙型肝炎服用核苷（酸）类药物可能会产生耐药，耐药发生的比例取决于采用的治疗药物。可在初始治疗时优选恩替卡韦（ETV）或替诺福韦酯（TDF）这些高耐药屏障的药物。慢性丙型肝炎采用 DAAs 治疗，国外报道也有耐药发生，但发生率较低。

Q106 目前最新的特异性抗病毒药物有哪些？

近些年，针对 HCV 生命周期中病毒蛋白靶向特异性治疗的许多小分子化合物得到了迅速发展，提高了抗病毒疗效。这些药物统一命名为直接抗病毒药物（directly acting antivirals，DAAs），包括非结构蛋白（non-structural，NS）3/4A 蛋白酶抑制剂、NS5A 抑制剂和 NS5B 聚合酶抑制剂等。DAAs 在多个国家已有多种药物获批上市，部分 DAAs 在我国尚处于临床试验阶段，2017 年 4 月我国已获批首个 DAA 药物。

乙型肝炎领域有一个新药 Emlidy（替诺福韦艾拉酚胺富马酸，TAF），是一种新型核苷酸类逆转录酶抑制剂，该药是已上市药物 Viread（替诺福韦酯，TDF）的升级版。在临床试验中，TAF 已被证明在低于 TDF 十分之一剂量时，就具有非常高的抗病毒疗效，同时具有更好的安全性，可改善肾功能和骨骼安全参数，近 1~2 年会在国内上市。

Q107 如何选择合适的药物？进口药物的疗效一定更好吗？

每个患者应根据自己的病情、有无合并肝硬化及自身的经济条件等选择合适自己的药物。目前国产的长效干扰素已经上市，国内多中心的临床试验结果表明，效果不劣于进口长效干扰素。目前慢性乙型肝炎治疗的国产药物（如 ETV），经过国内的临床试验验证，效果不劣于进口药物。慢性丙型肝炎治疗的 DAAs 药物，后续会有多个 DAAs 药物在国内陆续批准上市，包括国内研发创制的新药。

SCDC 上海疾控 SCDC　健康生活从预防开始　Healthy Living Starts with Disease Prevention

·专家解说·

谢青谈规范治疗治愈更多丙肝患者，新药物带来新希望

扫描二维码
观看专家解说视频

Q108 慢性乙型肝炎药物治疗的禁忌证有哪些?

慢性乙型肝炎的抗病毒治疗,我国目前已批准核苷类似物 (NAs)、普通干扰素 (IFNα) 和长效干扰素 (PegIFNα) 用于临床有适应证的患者。

IFNα 和 PegIFNα 治疗的绝对禁忌证包括:妊娠或短期内有妊娠计划,精神病史,未控制的神经系统疾病如癫痫,失代偿期肝硬化,哺乳期女性,未控制的自身免疫性疾病,未控制的高血压,未控制的糖尿病,除肝移植以外的实体器官移植,对干扰素不良反应高度不耐受,2 岁以下儿童,未戒断的酗酒或吸毒,伴有严重感染、视网膜疾病、心衰、慢性阻塞性肺病等基础疾病。相对禁忌证包括:治疗前中性粒细胞计数绝对值 $< 1.5 \times 10^9$/L 和(或)血小板计数 $< 90 \times 10^9$/L,总胆红素 > 51 μmol/L,年龄 > 70 岁,未控制的甲状腺疾病等。

NAs 总体安全性和耐受性良好,但在临床应用中有少见的不良反应发生。例如:肾功能不全(主要见于 ADV)、低磷性骨病(主要见于 ADV 和 TDF)、肌炎(主要见于 LdT)、横纹肌溶解(主要见于 LdT)、乳酸酸中毒(可见于 LAM、ETV 和 LdT)等。建议 NAs 治疗前仔细询问病史,以减少风险。对治疗中出现血 Cr、CK、LDH 明显升高或血磷下降,并伴相关临床表现的患者,应密切观察,一旦确诊为药物相关的肾损害、低磷血症、肌炎、横纹肌溶解或乳酸酸中毒等,应及时停药或改用其他药物,并给予积极的相应治疗干预。

截至目前,慢性乙型肝炎治疗的最大临床研究进展是 TAF 的应用。TAF 在维持强效抑制病毒的同时,对骨骼和肾脏的安全性更好。此外,还有很多靶向 HBV 复制周期不同位点的新药正在进行 I 期、II 期的临床试验。未来的 CHB 治疗策略,可能是多种治疗手段的联合,包括衣壳抑制剂、RNA 干扰、HBsAg 抑制剂以及核苷类似物等。

Q109 干扰素治疗慢性丙型肝炎的禁忌证有哪些?

丙型肝炎的抗病毒治疗,我国目前主要是 PegIFNα 联合利巴韦林 (+RBV) 方案(简称 PR 方案),可应用于所有基因型 HCV 现症感染且有适应证的患者。

• PegIFNα 治疗丙型肝炎的禁忌证同治疗乙型肝炎的禁忌证。

• 利巴韦林 (RBV) 治疗的绝对禁忌证包括:妊娠或短期内有妊娠计划、严重心脏病、对 RBV 不良反应高度不耐受。相对禁忌证包括:男性血红蛋白

< 13 g/dl，女性血红蛋白 < 12 g/dl，患有血红蛋白疾病，肾功能异常，血肌酐 > 1.5 mg/dl，未控制的冠状动脉疾病。

Q110 口服直接抗病毒药（DAAs）治疗慢性丙型肝炎的禁忌证有哪些？

PR 方案疗效受白细胞介素 −28B（IL-28B）基因型影响，同时因使用不方便及其副作用而大大限制了其临床使用。近年来，口服直接抗病毒药（DAAs）在多个国家已有多种药物获批上市用于丙型肝炎的治疗，以 DAA 为基础的抗病毒方案包括 1 个 DAA 联合 PR、DAAs 联合 RBV，以及不同 DAA 联合或复合制剂，临床研究证实大部分 DAAs 方案的 SVR 率都达到 90% 以上，且疗程短、口服方便、不良反应少，标志着丙型肝炎治疗进入了一个全新的时代，为丙型肝炎患者提供了获得治愈的新选择。

根据纳入中国大陆患者的研究结果，达拉他韦（百立泽）和阿舒瑞韦（速维普）联合治疗方案针对基因 1b 型慢性丙型肝炎患者治愈率达 91%~99%，且安全性与耐受性良好，近日已作为首个全口服 DAAs 联合治疗方案获得 CFDA 批准，用于治疗成人基因 1b 型慢性丙型肝炎患者（非肝硬化）。相信不久的将来，会有更多的 DAAs 获批应用于我国临床。

除了部分 DAAs 将失代偿肝硬化列为禁忌证外，目前的临床研究暂未有关于 DAAs 绝对禁忌证的报道。合并肾损害患者首选的是无 IFN 和无 RBV 的 DAAs 治疗方案。如果患者的肾小球滤过率（GFR）> 60 ml/min，DAAs 无须调整剂量；如果患者的 GFR < 30 ml/min 或终末期肾病，一般不能应用 DAAs，因为以索非布韦 (sofosbuvir) 为代表的 DAAs 药物都是经肾脏排泄，目前还没有关于其在肾功能不全患者中应用的安全性资料，严重肾功能受损患者需慎重使用。DAAs 是否适宜在儿童中应用也暂不确定，尚需要进一步的研究数据证实。

抗病毒治疗方案的选择，应排除治疗禁忌证，充分评估治疗时机、病情的严重程度、对药物的耐受性、伴随疾病的情况、患者的治疗意愿等综合因素，全面衡量后再制订方案，并密切监测随访，以获得有效的治疗和管理。

Q111 病毒性肝炎患者一般治疗多久后症状（如黄疸、腹水等）会消失？

肝病患者的表现多种多样，如黄疸、腹水、下肢水肿、消化道出血等，控制这类症状均以治疗原发病为主。如出现黄疸，应明确病因如有无梗阻等，对症治疗。腹水也要明确是漏出液还是渗出液，有无合并感染等。病因不同，疗程和症状消失的时间也会不同。

Q112 健康人体内分离获得的肝炎病毒抗体能否用于病毒性肝炎患者的治疗？

健康人产生抗体后，抗体注射到已患肝炎患者体内，只能中和相对应用的特异性抗原，并不能清除患肝炎患者体内的肝炎病毒，因此该法不能用于治疗。

Q113 所有乙型肝炎病毒携带者都需要治疗吗？

中国约有 1 亿人患有乙型肝炎，但仅有 2000 万左右真正需要进行治疗，临床上我们依照乙型肝炎病毒携带者是否处于乙型肝炎病毒活动期，或有无因病毒活动而引发肝脏病变为标准。乙型肝炎病毒不活动的状态下，疾病发展速度较为缓慢，且在此时治疗的效果不好，因此暂时不予治疗。

判断乙型肝炎病毒是否活动，主要依据肝功能是否正常。血清转氨酶水平是诊断肝功能的常用指标，一般来说，血清转氨酶升高两倍以上，说明乙型肝炎病毒处于活动状态。

少数的患者血清转氨酶水平虽未升高两倍以上，但乙型肝炎病毒仍处于活动状态，可能对肝脏造成伤害。为求谨慎会要求 30 岁以上的乙型肝炎病毒携带者，进一步做肝纤维化和肝硬化的测定或肝脏穿刺的病理检查，以此判断乙型肝炎病毒是否有活动及肝脏的纤维化程度。

肝纤维化和肝硬化的测定方式有许多种，包括肝硬度、B 超、磁共振以及肝穿刺检测等，具体采用何种方式，医生将根据患者情况进行判断。

（莫瑞东　谢　青）

参考文献

[1] 中华医学会肝病学分会，中华医学会感染病学分会. 慢性乙型肝炎防治指南 (2015 更新版)[J]. 中华肝脏病杂志 , 2015, 23: 888-905.

[2] Lampertico P, Vigano M, Di Costanzo G G, et al. Randomised study comparing 48 and 96 weeks peginterferon alpha-2a therapy in genotype D HBeAg-negative chronic hepatitis B[J]. Gut, 2013, 62: 290-298.

[3] Tenney D J, Rose R E, Baldick C J, et al. Long-term monitoring shows hepatitis B virus resistance to entecavir in nucleoside-naive patients is rare through 5 years of therapy[J]. Hepatology, 2009, 49: 1503-1514.

[4] Marcellin P, Heathcote E J, Buti M, et al. Tenofovir disoproxil fumarate versus adefovir dipivoxil for chronic hepatitis B[J]. N Engl J Med, 2008, 359: 2442-2455.

[5] 姚光弼 . 临床肝脏病学 [M]. 上海：上海科学技术出版社 , 2011.

[6] 中华医学会肝病学分会，中华医学会感染病学分会 . 丙型肝炎防治指南 (2015 更新版)[J]. 中华肝脏病杂志 , 2015, 23: 906-923.

[7] European Association for the Study of the L. EASL Clinical Practice Guidelines: management of hepatitis C virus infection[J]. J Hepatol, 2011, 55: 245-264.

[8] van der Meer A J, Veldt B J, Feld J J, et al. Association between sustained virological response and all-cause mortality among patients with chronic hepatitis C and advanced hepatic fibrosis[J]. JAMA, 2012, 308: 2584-2593.

原发性肝癌的诊治

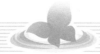

专家论点

  原发性肝癌（简称肝癌）是我国发病率第四位、致死率第三位的恶性肿瘤，每年全球新发病例约 70 万 [1]，50% 以上发生在中国。因此，原发性肝癌是严重威胁我国人民健康的重要疾病。在我国，肝癌的主要致病危险因素是病毒性肝炎、霉变食物中的黄曲霉毒素摄入、水污染和饮酒。随着非酒精性脂肪性肝病（NASH）的发病率上升，NASH 也将成为肝癌的主要致病因素 [2]。在肝癌高发区的许多研究已经证明，通过接种乙型肝炎疫苗、杜绝霉变食物、改善水源等措施可显著降低肝癌的发生率 [3-5]。乙型肝炎患者接受正规的抗病毒治疗（包括核苷类似物和干扰素），可降低肝癌的发生。我国原发性肝癌的高危人群主要包括：具有乙型肝炎病毒和（或）丙型肝炎病毒感染、长期酗酒、非酒精脂肪性肝病、食用被黄曲霉毒素污染食物、各种原因引起的肝硬化以及有肝癌家族史等人群，尤其是年龄 40 岁以上的男性风险更大。对于以上人群，建议每隔 6 个月进行至少一次检查，有助于早期发现肝癌。此外，肝脏硬度检测不仅能监控肝硬化的进展而且有助于预测肝癌的发生机会 [7]。尽管肝癌致死率很高，但如果早期诊断、早期治疗，肝癌是可以治愈的。肝癌早期诊断主要依赖超声、计算机断层扫描（CT）和磁共振（MRI）等影像学检查和血液中的甲胎蛋白检查，有经验的医生可发现 1~2 cm 的早期肝癌。而最近发现异常凝血酶原（PIVKA-Ⅱ）也是肝癌相关的特异性诊断标记，尤其适用于甲胎蛋白阴性患者的检出[8]。通过手术切除、射频消融治疗，早期肝癌患者 5 年生存率高达 50%~60%。中、晚期肝癌患者仍可通过接受手术切除、经动脉化疗栓塞、药物治疗等综合治疗手段延长生存；而对于早期肝癌而肝功能失代偿的患者，肝移植后 5 年生存率高达 80% 以上。肝癌患者需要持续接受抗病毒治疗，有助于减少第二个肝癌的发生并避免因肝硬化进展所致的肝功能衰竭[9]。

 专家释疑

Q114 什么是原发性肝癌？原发性肝癌会遗传吗？

原发性肝癌（简称肝癌）是原发于肝脏细胞的恶性肿瘤，包括肝细胞性肝癌、胆管细胞性肝癌、混合性肝癌、肝肉瘤、肝神经内分泌肿瘤等，其中肝细胞性肝癌是最常见且恶性程度较高的类别。目前，全球每年新发肝癌病例约 70 万，其中 50% 以上发生在中国。原发性肝癌是我国发病率第四位、致死率第三位的恶性肿瘤，80%~85% 由乙型肝炎病毒感染所致，严重威胁我国人民健康。

原发性肝癌的形成主要由于环境和遗传的相互作用。肝癌确实存在遗传的可能，建议有肝硬化或原发性肝癌家族史的人群，在适宜的年龄（比如：35 岁以上，个体情况不同可适当调整）每半年检查一次甲胎蛋白和 B 超。另外，我国 80%~85% 肝癌由乙型肝炎病毒感染所致。所以育龄患者应积极规范的治疗慢性病毒性肝炎，降低体内乙型肝炎病毒的载量。同时，新生儿应及时接种乙型肝炎疫苗和高效价乙型肝炎免疫球蛋白，避免乙型肝炎病毒的母婴传播，减少下一代因感染肝炎病毒导致原发性肝癌的发生。

Q115 我国原发性肝癌的主要发病危险因素有哪些？

我国肝癌的主要致病危险因素包括：

• 肝炎病毒感染未规范化治疗，以母婴传播的乙型肝炎患者为例，出生 15~20 年后，如果在这期间未规范化治疗，可能因肝炎反复发作导致肝硬化，再经历 10~15 年，就可能罹患肝癌。

• 摄入霉变食物中的黄曲霉毒素，如：食用霉变的花生、玉米，或其加工食品（如花生酱等）。

- 饮用被致癌物质污染的水，如被藻类毒素污染的饮用水。
- 大量饮酒。
- 其他可引起肝硬化的疾病，如：随着非酒精性脂肪性肝病（NASH）的发病率上升，NASH 也将成为肝癌的主要致病因素。

Q116 如何才能预防原发性肝癌？

原发性肝癌以预防为主，主要措施如下：

- 若孕妇为乙型肝炎患者，为避免母婴传播，宝宝出生后应立即接种乙型肝炎疫苗和乙型肝炎免疫球蛋白，以减低乙型肝炎病毒感染的机会，从而降低慢性病毒性肝炎、肝硬化及肝癌的发生率。
- 规范化治疗慢性乙型肝炎和丙型肝炎，阻止肝炎病情进展，有效降低肝硬化和肝癌发生。
- 尽可能避免食用霉变食物，或疑似使用霉变原材料加工的食物。
- 改善水源质量，注意饮水卫生。
- 积极治疗其他引起肝硬化的疾病等措施可有效预防原发性肝癌。

Q117 哪些是原发性肝癌的高危人群？如何开展早期诊断？

在我国，原发性肝癌的高危人群主要包括：具有乙型肝炎病毒和（或）丙型肝炎病毒感染、长期酗酒、非酒精脂肪性肝病、食用被黄曲霉毒素污染食物、各种原因引起的肝硬化、以及有肝癌家族史等人群，尤其是年龄 40 岁以上的男性风险更大。血清甲胎蛋白（AFP）和肝脏超声检查是早期筛查的主要手段，建议上述人群每隔 6 个月进行至少一次检查。针对反复发作的慢性病毒性肝炎患者，建议在上述检测的基础上增加 HBV DNA 检测。

尽管肝癌致死率很高，但如果早期诊断、早期治疗，肝癌是可以治愈的。肝癌早期诊断主要依赖超声、CT 和 MRI 等影像学检查及血液中的甲胎蛋

·专家解说·

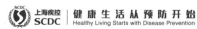

樊嘉谈从预防到治疗：肝癌早期发现治愈率高

扫描二维码
观看专家解说视频

白检查，有经验的医师可发现 1~2 cm 的早期肝癌。而最近发现异常凝血酶原（PIVKA-Ⅱ）也是肝癌相关的特异性诊断标记，尤其适用于甲胎蛋白阴性患者的检出。

Q118 得了肝癌真的"天崩地裂"了吗？如何延长生存时间？有没有基因靶向药物？手术是不是唯一的出路？

得了肝癌首先要积极乐观，树立战胜肝癌的信心。肝癌的治疗方式很多，包括手术切除、介入治疗、消融治疗、放射治疗、酒精性注射治疗和中西医结合治疗等，其治疗不局限于某一方式，但条件允许下，首选依旧是外科手术切除及肝脏移植，增加治愈机会，减少复发转移。一般来说，适合手术切除的病例是肿瘤局限、未发生远处转移和较多肝内播散、肝功能处于代偿期的患者。目前，针对肝癌治疗的基因靶向药较少（比如：索拉菲尼），原因是肝癌的基因表达多变，而非单一基因所致。

通过手术切除、射频消融治疗，早期肝癌（肿瘤直径 < 2 cm）患者可以获得长期的生存时间，5 年生存率达到 80%~90% 以上。早期肝癌（肿瘤

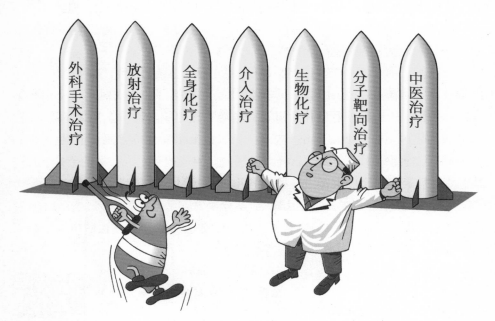

肝癌多元化的治疗手段

直径＜ 5 cm）患者的 5 年生存率可达到 50%~60%。中、晚期肝癌患者仍可通过接受手术切除、经动脉化疗栓塞、药物治疗等综合治疗手段而延长生存；对于早期肝癌而肝功能失代偿的患者，肝移植后 5 年生存率高达 80%以上。

Q119 肝癌患者日常保健应注意哪些问题？慢性病毒性肝炎合并原发性肝癌的患者需要抗病毒治疗吗？

肝癌患者应留意饮食和生活习惯，可以多吃新鲜的水果、蔬菜、鱼类及虾类，尽量少摄取高热量食物（如红肉）等，预防脂肪肝发生；对于慢性病毒性肝炎或肝硬化患者，必须戒烟、戒酒，以免病情恶化。同时，如果是肝炎后肝癌患者需要持续接受抗病毒治疗，有助于减少第二个肝癌的发生，同时避免因肝硬化进展所致的肝功能衰竭。

Q120 肝移植手术的适应证有哪些？如何申请进行肝移植手术？

肝移植最佳的适应证是各种原因导致的肝脏功能衰竭，一般认为早期肝癌的患者也适合肝移植治疗，而且长期生存效果好于其他各种治疗方法。

申请肝移植手术，需要去有肝移植执照的医院，一般先通过门诊检查符合各种条件后即可排队等待合适的肝源。

Q121 多学科专家会诊技术在肝癌患者诊断和治疗中的作用？

肝癌治疗方法有很多种；按照国家卫生和计划生育委员会拟定的原发性肝癌诊疗规范，同一期的肝癌患者往往可以接受多种治疗手段，而具体到实施时选择何种治疗手段需要专业医师通过讨论的形式确定最合适的治疗手段。因此多学科专家会诊技术可以使不同科室的专家针对一位患者的病情进行讨论，最终形成最合适的诊断和诊疗意见。

（孙惠川）

参考文献

[1] GBD 2013 Mortality and Causes of Death Collaborators. Global, regional and national age–sex specific all-cause and cause-specific mortality for 240 causes of death, 1990–2013: a systematic analysis for the Global Burden of Disease Study 2013[J].Lancet, 2015, 385(9963): 117-171.

[2] Michelotti G A, Machado M V, Diehl A M, et al. NAFLD, NASH and liver cancer[J]. Nat Rev GastroenterolHepatol, 2013, 10(11): 656-665.

[3] Chen J G, Egner P A, Ng D, et al. Reduced aflatoxin exposure presages decline in liver cancer mortality in an endemic region of China[J]. Cancer Prev Res (Phila), 2013, 6(10): 1038-1045.

[4] Qu C, Chen T, Fan C, et al. Efficacy of neonatal HBV vaccination on liver cancer and other liver diseases over 30-year follow-up of the Qidong hepatitis B intervention study: a cluster randomized controlled trial[J]. PLoS Med, 2014, 11(12): e1001774.

[5] Sun Z, Chen T, Thorgeirsson S S, et al. Dramatic reduction of liver cancer incidence in young adults: 28 year follow-up of etiological interventions in an endemic area of China[J]. Carcinogenesis, 2013, 34(8): 1800-1805.

[6] 国家卫生计生委医政医管局. 原发性肝癌诊疗规范 (2017 年版) [EB/OL]. (2016-07)[2017-04] http://www.moh.gov.cn/yzygj/s7659/201706/80abf02a86c048fcb130e5e298f7aeee.shtml.

[7] Wong G L, Chan H L, Wong C K, et al. Liver stiffness-based optimization of hepatocellular carcinoma risk score in patients with chronic hepatitis B. J Hepatol, 2014, 60(2): 339-345.

[8] Seo S I, Kim H S, Kim W J, et al. Diagnostic value of PVIKA-II and alpha-fetoprotein in hepatitis B virus-associated hepatocellular carcinoma[M]. World J Gastroenterol, 2015, 21: 3928-3935.

[9] Yin J, Li N, Han Y, et al. Effect of antiviral treatment with nucleotide/nucleoside analogs on postoperative prognosis of hepatitis B virus-related hepatocellular carcinoma: a two-stage longitudinal clinical study[M]. J ClinOncol, 2013, 31(29): 3647-3655.

其他类型肝损伤以及常见伴随疾病

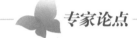 专家论点

病毒感染目前仍是我国肝病的主要原因之一，以慢性乙型肝炎（简称慢乙肝）和慢性丙型肝炎（简称慢丙肝）最为常见[1]。但是近年来，随着人们生活水平的日益提高、生活方式的逐渐改变，其他类型的肝病也越来越多见。脂肪性肝病就是非病毒性肝病的主要病种之一[2]。脂肪性肝病（简称为脂肪肝）是代谢、遗传和环境等因素等导致的肝脏疾病，包括酒精性肝病（ALD）和非酒精性脂肪性肝病（NAFLD）。随着居民生活水平提高和生活方式西化，乙型肝炎疫苗、甲型肝炎疫苗乃至戊型肝炎疫苗等肝炎病毒疫苗的广泛使用，病毒性肝病的发病率日益减少，而脂肪肝可以预见不久将超越病毒性肝炎而成为我国第一大肝病。脂肪肝的危害性究竟怎样？病毒性肝炎合并脂肪肝时应该怎样处理？脂肪肝逐渐成为人们关注的热点[3]。

除了脂肪肝以外，药物性肝损伤（DILI）在临床上发病率也日益增多。药物性肝损伤是指在药物使用过程中或停药不久后，因药物本身及其代谢产物的毒性和（或）由于患者特殊体质对药物的超敏感性或耐受性降低，从而导致的肝脏损伤称为 DILI，亦称药物性肝病（DILD）[4]。临床上可表现为各种急慢性肝病，轻者停药后可自行恢复，重者可能危及生命、需积极救治。DILI 可以发生在以往没有肝病史的健康者或原来就有严重疾病的患者身上；

可发生在用药超量时，也可发生在正常用量的情况下。目前我们日常生活中接触的药物及保健品已超过 30 000 种，明确可以引起 DILI 的药物或保健品超过 1 000 种，因此，DILI 已成为一个不容忽视的严重公共卫生问题 [5]。药物性肝病有哪些特点？与病毒性肝炎的区别何在？疗效和预后如何？也已成为医生和患者共同的关注点 [6]。

　　肝移植是终末期肝病最有效的治疗手段，也是一种创伤巨大的手术。肝移植患者在术前大多存在不同程度的营养不良和肝功能障碍，故在术后出现疲乏是可以预见的 [7]。调查结果显示，肝移植受者承受的症状经历最多可达 30 种，最少也有 2 种症状。最常见的症状包括：疲倦乏力、失眠、烦躁易怒、情绪低落、腹胀、腹泻等 [7-8]。研究中发现，疲倦乏力、失眠和情绪问题是肝移植受者最突出的问题，高达 66% 的肝移植受者可有疲乏症状 [9]。此外，口苦也是肝移植术后患者的常见主诉之一，其机制有待探讨 [10]。

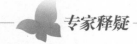 专家释疑

Q122 脂肪肝的发病率真的越来越高了吗？

　　慢性病毒性肝炎目前仍是我国第一大肝病。以慢性乙型肝炎（慢乙肝）和慢性丙型肝炎（慢丙肝）最为常见。脂肪性肝病（简称为脂肪肝）是遗传、

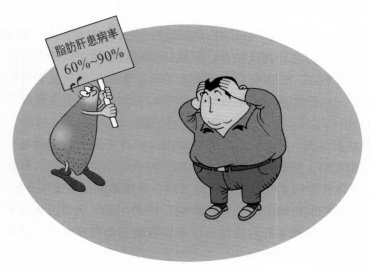

环境和代谢应激障碍性疾病，包括酒精性肝病（ALD）和非酒精性脂肪性肝病（NAFLD）。随着居民生活水平提高和生活方式西化，病毒性肝炎疫苗的广泛使用，可以预见不久脂肪肝将超越病毒性肝炎而成为我国第一大肝病，其中肥胖是脂肪肝发病的高危因素。

慢性病毒性肝炎的高感染率和脂肪肝的高患病率常常导致两者合并存在。血清丙氨酸氨基转移酶（俗称谷丙转氨酶）增高的肥胖症患者中，一半以上可能合并其他肝损伤原因：欧美和日本主要是并存慢丙肝，而中国主要为慢乙肝。

Q123　慢性乙型肝炎患者更容易罹患脂肪肝吗？

保守估计，慢乙肝合并脂肪肝的发病率约为 14%，病因多为患者代谢综合征引起，与宿主的体质量指数（BMI）、空腹血糖水平、胰岛素抵抗有关，而与 HBV DNA 滴度、HBeAg 是否阳性、肝组织炎性活动度及肝纤维化分期无关。有较少的研究认为，慢乙肝合并中、重度肝脂肪变性的患者，其 HBsAg 的血清学清除更常见，推测中、重度肝脂肪变性可能参与促成 HBV 表面抗原携带者的 HBsAg 血清学清除，甚至认为慢性 HBV 感染与代谢综合征和脂肪肝呈负相关。慢乙肝合并肝脂肪变时，脂肪变肝细胞的形态分布与非酒精性脂肪性肝病（NASH）的组织学较为相似，多数病例肝脂肪变较轻，脂肪变的肝细胞多位于肝小叶的 3 区，早期多为小泡性脂肪变，以后小泡可融合成大泡，伴有肝细胞气球样变。

Q124　慢性丙型肝炎患者更容易罹患脂肪肝吗？

肝脏脂肪变是慢丙肝突出的病理学表现。HCV 结构蛋白和非结构蛋白与脂蛋白、载脂蛋白之间直接结合，导致肝细胞脂类代谢障碍，这是肝脏脂肪变发生的主要机制。慢丙肝患者脂肪变的肝细胞周围常可见到肝细胞气球样变、糖原核、点灶性坏死及窦周纤维化等病变。慢丙肝合并脂肪肝的发病率为 52.4%~81.1%。目前认为病毒及宿主代谢因素均是 HCV 感染者发生肝脂肪变性的重要原因，病毒基因 3 型较基因 1 型者更易发生脂肪肝。宿主因素方面，在非基因 3 型 HCV，尤其是基因 1 型或 2 型感染者中，肝脂肪变性更倾向于与机体代谢因素（如肥胖、糖尿病、血脂紊乱、高血压及胰岛素抵抗、并存非酒精性脂肪性肝病或酒精性肝病）相关，而与病毒因素关系不大。真正的病毒性肝炎性脂肪肝可能仅见于不伴有胰岛素抵抗和代谢紊乱的非嗜酒的基因 3 型 HCV 感染患者。

Q125 病毒性肝炎患者如何预防脂肪肝？

肝脂肪变对慢性病毒性肝炎抗病毒治疗应答的影响目前尚无定论。一般认为，肝脂肪变对慢性乙型肝炎的抗病毒治疗应答不存在影响，但慢性乙型肝炎患者合并的脂肪肝本身会增加代谢综合征和心脑血管事件风险。肝脂肪变对抗 HCV 治疗的应答率有一定影响。除了年龄、性别、HCV 基因型以及在治疗后 2 周内是否有 HCV RNA 的阴转等因素之外，是否合并脂肪肝是预测抗病毒疗效的一个重要因素。慢丙肝患者肝脂肪变的严重性与肝纤维化程度呈正相关，随访中肝脂肪变加重是唯一的独立预测肝纤维化进展和肝硬化的危险因素，而肝脂肪变的改善则通常伴随肝纤维化发展受阻。从 HCV 基因型上看，肝脂肪变可能并不影响基因 3 型或 2 型 HCV 感染患者干扰素的抗病毒治疗应答，并且成功的抗病毒治疗还可使肝脂肪变消退，但肥胖、酒精滥用和肝细胞脂肪变肯定影响 HCV 基因 1 型和 4 型感染的慢丙肝患者的干扰素抗病毒疗效，并且肥胖和肝脂肪变在影响 HCV 清除的过程中可能以一种相对独立的形式存在并相互作用。

肥胖、糖尿病、酒精滥用、代谢综合征不但是脂肪肝的重要原因，而且可影响慢性病毒性肝炎的发生、发展以及转归。因此，病毒性肝炎合并脂肪肝需同时积极防治脂肪肝。戒酒、减肥、改善胰岛素抵抗可有效防治脂肪肝，且可能改变病毒性肝炎的自然史，从而最大限度地改善肝病患者预后。脂肪肝的预防和治疗措施包括：酗酒者戒酒，改变生活方式，控制体质量，减少腰围，改善胰岛素抵抗，纠正代谢紊乱，酌情而非盲目选择保肝消炎等药物防治肝炎和纤维化。

Q126 酒精性肝病的罪魁祸首真的是饮酒过度吗？

是的。肝脏是人体的重要器官，担负着机体很多复杂的任务，其中最主要的功能就是代谢。为什么饮酒会导致酒精性肝病呢？原因包括以下 2 个方面。

• 直接刺激：饮酒后，酒精在人体内的代谢主要是在肝脏内进行的。酒精的主要成分是乙醇，乙醇进入肝脏后经乙醇脱氢酶代谢为乙醛，乙醛再经乙醛脱氢酶作用代谢为乙酸。乙醇和乙醛都具有直接刺激、损伤肝细胞的毒性作用，能使肝细胞发生脂肪变性甚至坏死。

• 间接损伤：在肝脏内，乙醇和乙醛除了直接对肝细胞造成刺激与损害，也会激发机体的炎症免疫反应而造成对肝脏的间接损伤。

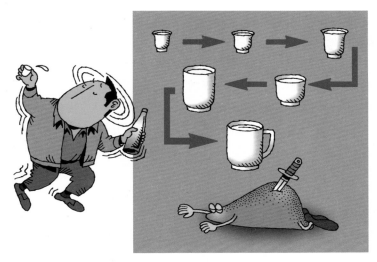

饮酒过度是酒精性肝病的罪魁祸首

长期大量饮酒，初期会表现为脂肪肝，进而可发展成酒精性肝病、肝纤维化甚至肝硬化。

Q127 肝功能异常怎么办?

在临床中经常会碰到一些患者，拿着实验室检查报告单、体检的报告来咨询医师，发现肝功能的检测当中有一些异常的指标。一般来说，肝功能里面的异常的指标分为两大类：一是反映肝细胞损伤的异常，二是反映胆管细胞损伤的异常。反映肝细胞损伤的异常的指标有肝酶，就是我们常说的谷丙转氨酶或谷草转氨酶，也叫作 ALT 或 AST；反映胆管细胞损伤的是 γ- 谷氨酰转肽酶和碱性磷酸酶，也叫作 γ-GT 和 ALP。也有一部分的患者，这两类里面指标都有异常，是混合性的。

肝功能检查是判断肝脏健康状况的重要指标，如果肝脏受损，肝功能异常，表现在肝功能指标上就是氨基转移酶（俗称转氨酶）、胆红素等升高，有

·专家解说·

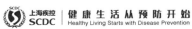

茅益民谈酒精性肝炎的诊断和治疗

扫描二维码
观看专家解说视频

人没有任何感觉，少部分出现一系列的肝病症状，进而影响患者的正常生活。

如果发现肝功能异常，患者一定要及时到正规的医院做全面检查，尽量查明具体病因。常见的引起肝功能异常的病因有病毒感染、药物或毒物、代谢紊乱等；然后根据病因进行有针对性的治疗，比如停止使用伤肝的药物或者毒物，戒酒，减肥，改善高脂血症，乙型肝炎患者进行抗病毒治疗等，标本兼治，争取及早康复。

Q128 肝功能异常需要治疗吗？

除了针对病因治疗外，肝功能异常患者一般的治疗措施包括：

• 注意休息，不要过度劳累。轻症患者可参加一般轻体力活动，但要注意劳逸结合。对于严重肝功能异常患者，建议卧床休息，住院治疗。

• 合理的饮食。以适量碳水化合物、低脂、适量蛋白质饮食为主，多吃含有丰富维生素的新鲜蔬菜水果和易消化的食物，不要吃过硬而粗糙的食物，禁忌饮酒，勿用损害肝脏的药物。

• 药物治疗。应在专科医师指导下采用保护肝脏的中西药物治疗，以改善肝功能。

临床上常用的保肝药物有以下几类：①消炎类药物，如甘草酸类制剂、糖皮质激素等。②肝细胞膜修复保护剂，如多烯磷脂酰胆碱。③解毒类药物，如还原型谷胱甘肽、乙酰半胱氨酸及硫普罗宁等。④抗氧化类药物，如双环醇、水飞蓟素类药物等。⑤利胆类药物，如熊去氧胆酸、腺苷蛋氨酸等。⑥生物制剂，如促肝细胞生长素。⑦中药制剂，如茵栀黄制剂等。

使用保肝药物时应注意：①不同类的药物其作用机制和作用位点不同，合理搭配可望更好地起到保肝作用，一般以2~3种为佳，不宜同时采用多种同一类别保肝药，避免加重肝脏负担。②建议重症患者以静脉给药为主，对于肝炎突发患者常用静滴后改用口服的序贯疗法。③使用过程中应注意持续治疗，逐渐缓慢减量至停药，以免病情反复，尤其是应用甘草酸类药物时。

• 其他治疗。对于肝衰竭患者，还可以采用人工肝支持治疗。肝移植是治疗中晚期肝衰竭患者最终有效的挽救性治疗手段。

Q129 肝炎的常见症状和病理表现有哪些？

肝炎是指肝组织炎症的泛称，病理表现主要为肝实质细胞的变性、坏死、凋亡，炎症细胞浸润，不同程度肝纤维化等。大部分肝炎患者除丙氨酸氨基转移酶、门冬氨酸氨基转移酶等生化指标升高外，并无明显临床症状。少部分肝炎患者因为肝细胞破坏严重，导致一系列临床症状出现，如皮肤、眼黄（巩膜黄染），小便呈深黄色或浓茶样，食欲下降，乏力，严重时可出现昏迷、腹水、少尿等表现。病程控制在半年以内的肝炎称作急性肝炎，急性肝炎治愈后一般不会留有后遗症。但极少数急性肝炎患者可发展至急性肝功能衰竭，一旦出现这种情况，死亡率明显升高。病程超过半年的肝炎则被称作慢性病毒性肝炎。

Q130 药物性肝损伤的常见诱因和症状有哪些?

药物性肝损伤（DILI）是指由于药物或其代谢产物引起的肝脏炎症和损害。以往没有肝炎史的健康者，或原来就有严重疾病的患者，在使用某种药物后均可发生程度不同的肝脏损害。理论上任何药物均可引起肝脏损伤，常见的药物有中成药、抗生素、非甾体类消炎药、抗结核药物、化疗药物等，甚至一些非处方类保健药物也可以引起药物性肝炎。部分人群盲目相信中成药物及保健品，大剂量长时间服用，直到出现皮肤和眼黄、小便发黄加深才到医院就诊，此时病情往往较重，甚至可发展为肝功能衰竭。

Q131 药物性肝损伤和病毒性肝炎的区别有哪些?

我国乙型肝炎病毒感染率高，病毒携带者及慢性乙型肝炎患者众多，部分患者可发展为肝硬化及肝癌。很多人将病毒性肝炎（包括甲型、乙型、丙型、丁型、戊型病毒性肝炎等）简称为肝炎，部分人甚至认为肝炎就只包括这几类肝炎。又由于甲型和戊型病毒性肝炎可通过食物、体液等方式传播，具有传染性，有些人就理所当然地认为所有肝炎均具有传染性。上述两种认识显然是片面和错误的。临床医师发现患者罹患肝炎时，应尽可能查明病因，告诉患者其所罹患的肝炎是否具有传染性，通过什么途径传染，以及预后如何，从而消除患者及陪护者不必要的恐惧和忧虑。

药物性肝损伤和病毒性肝炎的区别在于：①前者由药物引起，后者由病毒引起。②前者不具有传染性，后者具有传染性。③前者往往具有体质特异质性，后者与特异体质无关，但患者免疫功能是否健全可影响病毒性肝炎病情轻重。④药物性肝损伤病程多为急性过程，在停止服用导致肝炎的药物后，大部分药物性肝炎可很快自愈或经积极保肝支持治疗后痊愈，极少会变演变为慢性病毒性肝炎；少部分药物性急性肝衰竭者需要紧急肝移植。⑤病毒性肝炎的病程、演变和预后与肝炎病毒的种类密切相关：甲型、戊型肝炎多能自愈；成人急性乙型肝炎也多能自愈，但慢性乙型肝炎病情可持续或反复发作；急性丙型肝炎的慢性化率较高。

Q132 肝移植后常见哪些症状？

肝移植是终末期肝病最有效的治疗手段，也是一项创伤巨大的手术。肝移植患者在术前大多存在不同程度的营养不良和肝功能障碍，故在术后出现疲乏是可以预见的。调查结果显示，肝移植受者承受的症状经历最多可达 30 种，最少也有 2 种症状。最常见的症状包括：疲倦乏力、失眠、烦躁易怒、情绪低落、腹胀、腹泻等。研究发现，疲倦乏力、失眠和情绪问题是肝移植受者最突出的问题，高达 66% 的肝移植受者可有疲乏症状。

Q133 肝移植后为何乏力？

目前，国内外文献报道关于肝移植术后疲乏影响因素的研究相对较少。查阅相关资料，分析其可能原因有：

• 术前患者有食欲减退，长期能量及维生素摄入不足，导致能量匮乏而出现乏力。术后供肝不能立即完全恢复，所以术后营养不良的问题就更加突出。

• 营养不良及体力活动下降诱发严重的骨关节疾病（如骨质疏松），移植后有可能会进一步加剧（持续营养不良、卧床、药物的影响）。

• 移植后机体处于应激和高分解状态，肝蛋白质合成下降，分解代谢增加，摄取利用葡萄糖能力减低，肝糖原合成能力不足，乳酸转化为肝糖原的作用迟缓，肌肉活动后产生的乳酸蓄积过多，也会造成乏力。

• 肝细胞合成胆碱酯酶减少，缺乏维生素、电解质紊乱等因素可影响肌肉、神经的电生理，引起肌肉无力现象。

• 术后患者可能存在不同程度的贫血及肾功能不全，也会引起疲倦或乏力。

Q134 肝移植后为何口苦？

口苦，即自觉口中有苦味。西医认为口苦是消化系统疾病，尤其是肝胆疾病的常见症状，其具体机制不明。目前认为可能与胆汁排泄异常有关。胆汁中苦味的主要物质是胆汁酸，胆汁酸是胆固醇在肝脏分解代谢的产物。有文献报道口苦与口腔唾液中的胆汁酸密切相关，口腔唾液胆汁酸来源于血液胆汁酸。正常情况下外周血中胆汁酸含量极少。肝细胞受损时可大量外溢，造成外周血中含量急剧上升。肝移植术后初期胆汁酸增加，可能原因包括：
①移植肝脏功能良好，已具有合成及分泌功能。②肝移植患者术后大剂量应
用糖皮质激素，糖皮质激素发挥了调节胆汁酸合成的作用。另外，肝移植术
后胃肠功能恢复延迟，反流液在胃内滞留时间长，可引起恶心、呕吐，吐出
淡黄色的胆汁混合液，从而导致口苦。引起口苦的原因也可能与精神压力大
等有关。

中医认为，口苦多属肝胆热证等。《内经》有"肝气热，则胆泄口苦"之
说。"胆液泄则口苦，胃气逆则呕苦"是对胆胃不和引起口苦、呕吐苦水病证
的病机总括。但口苦并不全属火热所致，还可见于虚寒证，涉及肝、胆、脾、
胃等脏腑。

（卢峪霞　朱凤尚　张俊杰　宋维平　何承志　杨长青）

参考文献

[1] 郎振为 . 重视对慢性病毒性肝炎合并肝脂肪变的研究 [J]. 中华肝脏病杂志 , 2008, 16(11):
     867-869.
[2] Fan J G, Chitturi S. Hepatitis B and fatty liver: causal or coincidental?[J]. J Gastroenterol Hepatol,
     2008, 23(5): 679-681.
[3] Pais R, Rusu E, Zilisteanu D, et al. Prevalence of steatosis and insulin resistance in patients with
     chronic hepatitis B compared with chronic hepatitis C and non-alcoholic fatty liver disease[J]. Eur
     J Intern Med, 2015, 26(1): 30-36.
[4] Summerfield J A. Virus hepatitis update [J]. J R Coll Physicians Lond, 2000, 34(4): 381-385.
[5] Alempijevic T, Zec S, Milosavljevic T. Drug-induced liver injury: do we know everything?[J].
     World Journal of Hepatology, 2017, 9(10): 491-502.
[6] Katarey D, Verma S. Drug-induced liver injury[J]. Clin Med (Lond), 2016, 16 (Suppl 6):
     s104-s109.
[7] 赖莉，李晓玲，罗艳丽 . 肝移植受者症状经历与生存质量的相关性研究 [J]. 中华护理杂志 ,
     2010, 45: 397-400.
[8] Lin X H, Teng S, Wang L, et al. Fatigue and its associated factors in liver transplant recipients in
     Beijing: a cross-sectional study [J]. BMJ Open, 2017, 7: e011840.
[9] Kalaitzakis E, Josefsson A, Castedal M, et al. Factors related to fatigue in patients with cirrhosis
     before and after liver transplantation[J]. Clin Gastroenterol Hepatol, 2012, 10: 174-181.
[10] 陈非，傅延龄，张家俊 . 肝病口苦与口腔唾液胆汁酸相关性实验分析 [J]. 中国实用内科杂
     志 , 2001, 21: 365-366.

7

中医中药与保健

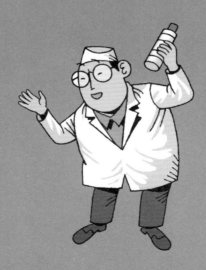

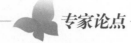 **专家论点**

中医中药是我国的医学瑰宝，在病毒性肝炎的辨证治疗过程中具有一定的作用[1]。对于抗病毒治疗中乙型肝炎病毒不能很好抑制、不能达到 e 抗原血清转换的患者，辩证地使用中医中药具有协同提高抗病毒药物抑制病毒复制[2]，同时具有促使肝纤维化逆转的疗效[3]。而对于肝炎肝硬化的患者，中医中药能协同抗病毒药物预防疾病进展，预防肝癌的复发和转移，延长生存期，改善症状体征[4]。中医中药治疗的特色在于在治疗过程中能提高患者的生存质量，可以采用内服和外治的方法，以帮助患者康复。但中医中药不是食物，需要根据患者不同体质处以不同的辨证处方，切忌根据广告传言，微信、网络的所谓有效处方自行服药，以避免不必要的伤害。

肝炎患者如何进行保健是肝炎患者和家属普遍关心的一个问题。除了药物治疗以外，饮食、运动、心理调适都是保健的中药环节。首先对于接受核苷类药物抗病毒治疗的乙型肝炎患者，不能擅自停用药物，以免复发而导致不必要的伤害[5]。服用药要定时，以保证药效的维持。对于恩替卡韦的服用则在此基础上要前后空腹 2 个小时，包括不能与其他药物同时服用，在此期间不能饮茶和饮料，不能吸烟，原则上临睡前服用为宜，只需药前空腹 2 小时，药后 2 小时在睡眠中比较好控制，保证干扰因素降到最低。若在早晨空腹服用，则因有时需空腹检查而导致药物不能按时服用，或服药后不久即进食早餐，从而影响恩替卡韦的疗效。气温超过 25 ℃需要冷藏保持药物，以免影响药效。在服用抗病毒药物过程中如发现漏服药物，则何时发现何时补服，原来服药时间点依旧服药。

有研究证实体重指数正常的慢性乙型肝炎患者的血清氨基转移酶（俗称转氨酶）水平、免疫力应答功能要优于异常患者，且体重指数异常的患者减轻体重有利于免疫系统对 HBV 的免疫应答[6]，因此合理的饮食是肝炎患者康复的重要保证。主张采用高质量蛋白质、低脂肪、适量碳水化合物、高维生素的饮食。急性病毒性肝炎、慢性病毒性肝炎的急性发作期，肝细胞充血水肿，负担很重，这时就要求肝炎患者的饮食以清淡、易消化、刺激性小、少渣、少胀气的饮食为主，流质、半流质为佳。所谓的高质量蛋白质指的是质优、量足、产氨少的蛋白质；以动物蛋白为主，例如鱼、去皮鸡肉、牛奶（脱脂）、鸡蛋清、鸽子、鸭等，配合适量植物蛋白，每天蛋白质的摄入量为 80~100 g，占总能量 15%。对于合并血脂高、血糖高、肾功能不全的患者还需按照医嘱做相应的调整和进一步的饮食控制。低脂肪并不等于不要摄入脂肪，摄入脂肪的质与量是选择的关键，每天摄入量占总食物量的 20%~25%，对于伴有脂肪肝的患者，每天胆固醇的摄入量不得高于 300 mg，高脂血症的患者不得高于每天 150~160 mg。同时忌食富含胆固醇的动物内脏、沙丁鱼、脑髓、蛋黄、鱼子等。碳水化合物的摄入量应占总食物量的 60%~70%，300~400 g，少食或不食高糖物质，如糖果、冰淇淋、甜点等，至于水果，脂肪肝的患者也应控制摄入量。肝炎患者还要增加维生素的摄入量，保护修复肝细胞，也就是多食蔬菜（胡萝卜、西红柿、黄瓜等，400~500 g 为宜）和适量的水果（100~200 g）。对于病毒性肝炎恢复期的患者，也不能认为肝细胞修复需要营养而盲目进食，而应按照医师的嘱咐保持良好的饮食习惯，定时定量进食，防止进食过多而导致肥胖，戒酒戒烟，维持人体营养平衡，对疾病康复大有帮助[7]。对于肝硬化患者来说肝功能异常者在遵循以上原则的同时要吃软食，少食多餐，可每日进食 4~5 次，有腹水的患者要控制钠盐的摄入[8]，并随时根据电解质的情况调整饮食。稳定期肝硬化患者可适当增加蛋白质的摄入量。

心理调适也是保健的重要组成部分，有研究表明人在情绪低落的时候，免疫功能处于低下的状态，不利于疾病的恢复[9]。由于存在传染性，肝炎患者特别是慢性病毒性肝炎、肝硬化患者心理上的压力比较大，怕别人歧视；对疾病产生了恐惧；需要长期用药。有的患者出现了厌世的情绪，或表现为烦躁不安、不能入寐等神经官能症的症状，存在着明显的焦虑和抑郁状态[10]，严重影响人们的生活质量。所以得了肝病以后特别是慢性病毒性肝炎、肝炎肝硬化患者，要树立战胜疾病的信心，纠正不良心态和情绪，以良好的精神状态与疾病做斗争。在情绪低落的时候，多想想开心的事，找些力所能及的事做一做，转移注意力；苦闷的时候，找主管的医师聊一聊，或去找心理医师咨询一下，及时纠正不良的情绪。

运动保健对肝炎患者的康复也至关重要，但在急性肝炎期、慢性病毒性肝炎急性发作期、肝硬化活动期则应当卧床休息为主，避免剧烈运动[11]。对于急性肝炎恢复期以及慢性病毒性肝炎和肝硬化代偿期病情处于稳定期的患者，适量运动对疾病的恢复有良好的作用，但必须控制活动量，不要急于求成，而是要按照自己的体质、原先的运动量，循序渐进，在定期检查监控的基础上制订合理的锻炼方案，增强体质，抗病外出。可以参考 WHO 的运动方案[12]，并可根据自己的体力情况在医师指导下增加运动量，除了快走、太极拳，八段锦也不错的运动选择。对于肝硬化失代偿期的患者，则可以散步，但应避免剧烈运动，以卧床和静养为宜。

总之，肝炎的保健，除药物外，心理、饮食、运动等合理调适将有助于肝炎患者的康复，提高生存质量。

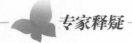 *专家释疑*

Q135 肝炎患者饮食宜忌有哪些？

急性病毒性肝炎、慢性病毒性肝炎的急性发作期，肝细胞充血水肿，负担很重，这时就要求肝炎患者的饮食以清淡饮食为主，但不是说不吃荤菜，总的原则是适量蛋白质、低脂肪、适量糖类。

• 所谓的适量蛋白质，指的是优质蛋白质，以动物蛋白为主，如鱼、精肉、牛奶（脱脂）、鸡蛋清、兔肉、鸽子、鸭子等。因为动物蛋白的生物利用度比植物蛋白来得高，但必须控制摄入量。每天的摄入量占总食物量的15%~20%。但必须忌食羊肉、狗肉等热性食物。对于合并血脂高、血糖高、肾功能障碍的患者还需按照医嘱做相应的调整和进一步的饮食控制。

• 低脂肪并不等于不要摄入脂肪，摄入脂肪的质与量是选择的关键，每天摄入量占总食物量的20%~25%，对于伴有脂肪肝的患者，胆固醇的摄入量不得高于每天300 mg，高脂血症的患者不得高于每天150~160 mg。同时忌食富含胆固醇的动物内脏、没鳞的鱼、甲鱼、脑髓、蛋黄、鱼子等。

• 糖类的摄入量应占总食物量的60%~70%，少食或不食高糖物质，如糖果、冰淇淋、甜点等，至于水果，脂肪肝的患者也应控制摄入量。

• 乙型肝炎患者体内往往缺乏锌、锰、硒等微量元素，部分患者还缺乏钙、磷、铁等矿物质，因此宜补充含微量元素和矿物质的食物。对于肝硬化患者来说肝功能异常者在遵循以上原则的同时要吃软食，少食多餐，有腹水的患者要控制钠盐的摄入，并随时根据电解质的情况调整饮食。稳定期肝硬化可适当增加蛋白质的摄入量。肝炎患者还要增加维生素的摄入量，保护修复肝细胞，也就是多食蔬菜（胡萝卜、西红柿、黄瓜）和适量的水果。对于病毒性肝炎恢复期的患者，也不能认为肝细胞修复需要营养而盲目进食。按照医师的嘱咐保持

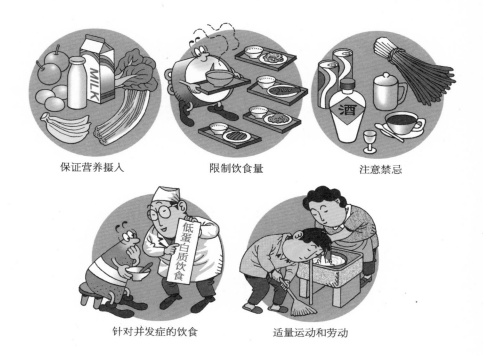

保证营养摄入　　　　　　限制饮食量　　　　　　注意禁忌

针对并发症的饮食　　　　适量运动和劳动

良好的饮食习惯，定时定量进食，维持人体营养平衡，对疾病康复大有帮助。

Q136 乙型肝炎患者生活质量和健康人是否有区别？

乙型肝炎患者生活质量和健康人相比是有差别的，国内外众多研究表明慢性乙型肝炎患者生存质量降低是客观存在的，大多数的患者由于疾病的缠绵难愈，疗效不满意，治疗周期长，认识不全面，且具有传染性等因素的影响，均存在着一定程度的焦虑、抑郁等负面情绪[3]，生存质量明显下降。且随着疾病的进展，患者的生存质量逐渐下降，涉及生理、心理、社会等领域，我们在前期研究[7]中分别用世界卫生组织生存质量测量简表（WHOQOL-BREF）测评了 335 例慢性乙型肝炎患者，用简明健康调查量表（medical outcomes study short form 36，SF-36）测评了 230 例慢性乙型肝炎患者，均提示慢性乙型肝炎患者生存质量在各维度明显低于正常人（P ＜ 0.05~0.01）。并对 133 例慢性乙型肝炎患者进行焦虑、抑郁测评，结果提示 37.6% 的患者存在焦虑倾向，其中轻度 28.6%，中度 6%，重度 3%；55.9% 的患者存在抑郁倾向，轻度 32.3%，中度 9.8%，重度 3.8%。从中医角度而言"肝主疏泄而藏血，其气升发，喜条达而恶抑郁"，所以肝炎本身会导致患者出现情绪改变（如恐惧、忧虑、孤独、易怒等），这些不良情绪反之又会进一步影响肝脏的正常生理。所以在治疗慢性乙型肝炎中不仅要"治人之病"，还要"治病之人"。在治疗过程中患者要意识到不良情绪可能造成的伤害，学会疏导情绪，合理安排生活，保持愉悦的心情，让肝气疏泄更通畅，减缓病情进一步恶化。医师更要关注患者的情绪问题，以期患者能以真正意义上的健康人回归社会。所以肝炎患者可以通过自我调适和心理调护获得与健康人相同的生活质量。

Q137 病毒性肝炎患者如何进行运动？

病毒性肝炎患者在肝功能不正常时以及康复后的 2 个月内，还是要以休息为主，肝脏是人体制造和贮备能量的主要场所，有"火力发电站"之称。发生病毒性肝炎后，肝脏产能和贮能的能力显著下降，如果此时机体仍因剧烈运动或劳动消耗过多的能量，势必加重肝脏负担，不利病情好转，甚至导致病情恶化。因此，病毒性肝炎患者在康复期是可以适当运动的，但是不可以做剧烈的运动。患者病情进入稳定期后，可以参照 WHO 制订的运动方案，每周运动 5 天，每次快走半小时，心率保持在（170－年龄）次／分以下。当然太极、骑自行车等较为舒缓的运动对肝炎患者都合适；对肝功能长期稳定的患者，也可以尝试打羽毛球、打篮球、踢足球等稍为剧烈的运动。

但是对于肝硬化患者，哪怕是病情稳定期，运动还是要柔和舒缓。避免

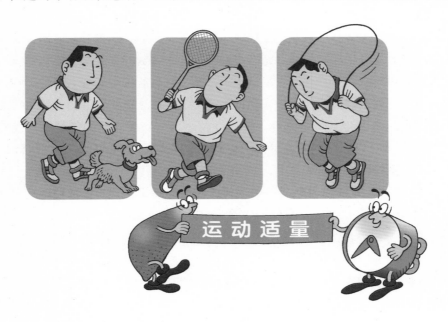

剧烈的运动，尤其是脾脏增大的患者，需特别注意运动安全，如若不小心撞到了自己胁肋，发生脾破裂则后果严重。合并门脉高压的患者，过分剧烈运动可能导致食道静脉出血，后果也是非常严重的。

所以，肝病患者的运动还是要因人制宜。

Q138 得了急性病毒性肝炎后应多久体检一次？

得了甲型和戊型急性病毒性肝炎，待肝功能正常后，还需复查病毒标志物，每月复查病毒抗体（抗-HAV 或抗-HEV）直至抗体由 IgM 恢复至 IgG。甲型急性病毒性肝炎感染后，一般可产生终身免疫，故检测出 IgG 抗体即为痊愈，每年随访 1 次即可。戊型急性病毒性肝炎感染后，所产的血清抗体并非中和性保护抗体，故仍有再次感染戊型肝炎病毒的可能；且一部分体质较差、免疫功能低下的患者还可能发生慢性戊型肝炎。因此，急性戊型肝炎临床痊愈后仍应注意定期随访，特别是对免疫功能低下的患者。

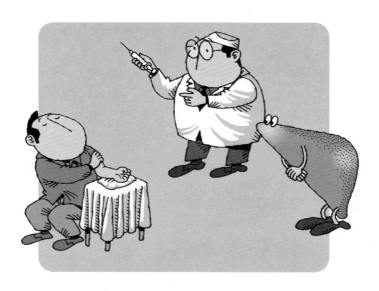

对于乙、丙型急性病毒性肝炎而言，同样肝功能正常以后，每月复查病毒，若 HBV DNA 或 HCV RNA 转阴，乙型肝炎患者伴随出现高滴定度 HBsAb，且分别在之后的第 3 个月、6 个月随访抗体持续阳性即为痊愈，以后每年随访 1 次。丙型肝炎患者每 3 个月复查，随访 1 年病毒持续阴转，可以改为每年随访 1 次。对于 HBV DNA 或 HCV RNA 不能转阴的患者，则参照慢性病毒性肝炎进行随访。

Q139 乙型肝炎患者服用抗病毒药物以后多久随访一次？丙型肝炎患者完成治疗周期后应多久复查一次？需要做哪些检查项目？

乙型肝炎患者在准备服用抗病毒药物以前，必须做肝肾功能、血常规、乙型肝炎二对半、HBV DNA 检查，服药后 2 周复查肝肾功能、血常规，肝功能恢复正常者，到服药 3 个月时再复查肝肾功能、血常规、乙型肝炎二对半、HBV DNA。服药后 2 周肝功能异常者则需每 2 周加做肝功能检查，必要时加服保肝降酶药。服药 3 个月随访 HBV DNA 未转阴的患者，每 3 个月随访 1 次。服药 3 个月随访 HBV DNA 转阴的患者，根据服药耐药屏障的高低随访时间不同。耐药屏障高的恩替卡韦和替诺福韦酯 6 个月随访 1 次，耐药屏障低的拉米夫定、替比夫定和阿德福韦酯则需每隔 3 个月复查一次，以了解药物的疗效，有无耐药发生，以便及时调整药物，以期达到最佳疗效。检查项目包括肝肾功能、血常规、HBV-M、HBV DNA（有条件患者每年做 1 次 HBV DNA 的高精度检测）、腹部彩超、肝纤维化检测（肝硬度值）、甲胎蛋白等肿瘤指标。

丙型肝炎完成治疗周期后 HCV RNA 转阴，每 3 个月复查一次肝功能和 HCV RNA，连续 3 次以后改为半年一次，随访 2 年，病情持续稳定则改为每年 1 次。检查项目包括肝功能、血常规、抗 –HCV、HCV RNA、肝脏 B 超和甲胎蛋白检查。

Q140 乙型肝炎肝硬化患者如何进行随访？

对于乙型肝炎肝硬化患者的随访，基本同没有肝硬化的乙型肝炎患者，但每 3 个月必须做腹部彩超和甲胎蛋白等肿瘤指标，每 6~12 个月可进行一次肝纤维化检测（肝硬度值）。首次发现肝硬化并伴有脾脏肿大的患者建议做胃镜检查，以判断是否合并门脉高压。

对疾病风险评估建议如下：

• 并发症的风险评估：建议代偿期肝硬化患者，每 6 个月重新计算终末期肝病（MELD）评分；MELD 评分 ≥ 12 分可作为预测肝硬化并发症的高危指标。

• 肝细胞癌筛查：乙型肝炎肝硬化患者每 3 个月进行超声检查，结合肿瘤指标（AFP、CA199 甚至 PIVKA-Ⅱ）检查以早期发现可能的癌变。

• 食管静脉曲张评估：确诊肝硬化后，建议行消化内镜检查明确是否存在食管静脉曲张。没有静脉曲张的患者，结合腹部彩超、肝纤维化检测（肝硬度值）定期随访，若出现脾脏明显增大或肝硬度值明显增加者，则有必要及时复检。未见明显变化者建议每 3 年复查消化内镜。对于已经发生上消化道出血的肝硬化患者，必要时给予预防性静脉抗菌药物治疗。

- 腹水检测：对于肝硬化失代偿期的患者腹水监测也是疾病随访的重点。

Q141 病毒性肝炎患者能过性生活吗？过性生活时应注意些什么？

和谐的性生活对夫妻双方的情绪、健康都是有益的。性生活又是一项非常消耗能量的全身运动。房事时，血液循环加速，心跳加快，血压升高，呼吸急促，全身肌肉紧张，能量消耗很大，这样势必影响肝脏供氧和加重肝脏负担。因此，夫妻一方患有病毒性肝炎时，性生活就得有所限制。尤其是在病毒性肝炎发作期，应暂时停止性生活，否则会加重病情。慢性病毒性肝炎患者，若肝功能恢复并保持稳定状态，可以进行有节制的性生活。另外，从防止疾病传播角度来讲，乙型肝炎和丙型肝炎患者精液或阴道分泌物中可带有肝炎病毒，对于肝功能稳定但存在病毒复制的患者，如没有生育要求，过性生活时男方最好佩戴避孕套，以降低相互传染的机会。

Q142 病毒性肝炎患者得了其他疾病（如糖尿病、高血压等）也需要在肝炎相关专科医院就诊吗？合并这些慢性基础性疾病应注意哪些问题？

病毒性肝炎患者得了其他疾病不需要在肝炎相关专科医院就诊，应去相应的科室进行诊治，但必须告知诊治医师既往有肝病病史，避免使用对肝脏有损伤的药物。必要时可以请肝脏病科医师会诊。对于病毒复制活跃的患者，则需做好防护和消毒隔离工作。

对于病毒性肝炎合并糖尿病、高血压等慢性疾病的患者，在其他慢性疾病治疗过程中应定期复查肝功能，慎用肝毒性强的药物。需要服用抗病毒药物的患者，应当坚持按规定服用抗病毒药物并定期随访。

Q143 乙型肝炎患者口服抗病毒药物的过程中应注意哪些问题？

乙型肝炎患者口服抗病毒药物在服用过程中要注意按时、按剂量服用。所谓按时，即每天服药时间要固定，前后相差尽量不要超过半小时。对于有空腹服用要求的恩替卡韦，原则上在睡前服用为宜，以保证服药前后 2 小时空腹，且服药期间不能饮茶和果汁，也不能吸烟，不能与其他药物同时服用，以免影响药代动力学而降低疗效。睡前空腹服药也有助于保证清晨空腹检查的顺利实施，而不影响药效。按剂量服用是指所设计的药物每天 1 粒是维持药物浓度所需的量，不能减半；对于肾功能有损害的患者，则需在专业医师的指导下用药。因为遗忘而忘记服药者，何时发现何时补服，原定时间仍需服药。对于有需要手术的患者，则在征得主刀医师的意见后尽快恢复用药，以免乙型肝炎复发。

Q144 病毒性肝炎患者可以吸烟、饮酒、熬夜吗？

不可以。

• 肝脏是人体主要的解毒器官，肝脏发生炎症后其解毒功能已经下降，而烟草中含有的尼古丁（烟碱）被大量吸入后在体内蓄积又会加重对肝脏的损害，此外尼古丁还可引起血管痉挛，使血液的黏稠度增加，导致体内微循环障碍。同时，吸烟时大量吸入一氧化碳，会妨碍血红蛋白与氧的结合。

• 病毒性肝炎患者不能饮酒。酒精摄入后大部分很快在胃肠内被吸收，然后 90% 以上在肝脏进行代谢，对肝细胞有直接和间接的损伤作用。肝炎患者如果饮酒，可以说是"雪上加霜""慢性自杀"。对病毒性肝炎患者来说，

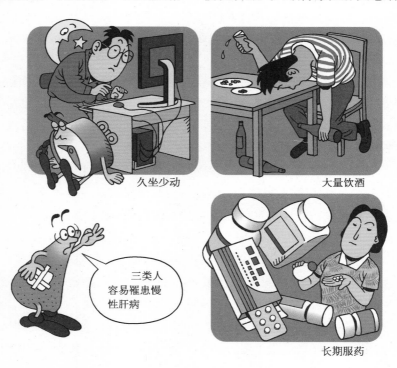

久坐少动　　　　　　　　　大量饮酒

三类人容易罹患慢性肝病

长期服药

常因食欲不振、偏食而导致蛋白质、维生素摄入不足，又因饮酒阻碍氨基酸、叶酸、维生素 B6 和维生素 B12 的吸收。加之病毒性肝炎患者肝实质本身已有损害，肝功能降低，酒精代谢所需要的各种酶活性降低和分泌量减少，更影响肝脏对酒精的解毒能力。这些均可促使病毒性肝炎病程迁延，轻则加重病情，重则促进发展为肝硬化。因此，病毒性肝炎患者如若饮酒，会使病情更为复杂和严重。

• 病毒性肝炎患者不能熬夜。实际上，即使从来没有生过病毒性肝炎，也不能经常熬夜，因为熬夜对肝脏本身就有损伤，尤其是长期熬夜对肝脏的不良影响会较大而持久。中医有"人卧则血归于肝"之说，西医研究也证实卧位时肝脏血流最丰富，有利于肝脏修复。不熬夜是肝脏修复的重要保障之一。

Q145 中医抗病毒治疗病毒性肝炎、肝硬化及肝癌的效果和优势是什么？护肝保健品是否有效？可以长期服用吗？

从中医的角度来看，慢性乙型肝炎属于中医"胁痛""黄疸""积聚""臌胀"等范畴，慢性乙型肝炎的中医病因病机不外乎"湿、热、瘀、毒、虚、郁、痰"，病位在肝，涉及脾肾二脏。总为本虚标实，虚实夹杂之证。目前治疗上多采用清热解毒、疏肝健脾、活血化瘀、滋养肝肾等法治疗。在慢性乙型肝炎疾病发展过程中，中医中药的作用可以概括为以下几个方面：

• 中医中药在抗病毒治疗中的作用。对于慢性乙型肝炎患者来说，抗病毒治疗是疾病治疗的一个关键。所以慢性乙型肝炎患者如果符合抗病毒治疗指征，还是需要按照《慢性乙肝防治指南》进行抗病毒治疗。但在干扰素使用过程中，会出现白细胞的降低、发热、肌肉酸痛，中医中药的联合使用，就能降低抗病毒药物的副作用，提高患者的依从性和耐受性；在核苷类药物的使用过程中，有些药物可能引起患者出现肾功能损害、低磷或低钙血症等。对于这些毒副作用中医中药也有其优势所在，能够减轻相关西药出现的一些毒副作用。同时，在抗病毒的过程中，运用中药可增加抗病毒的疗效，提高 HBV DNA 的转阴率以及 e 抗原血清转换率。

对于那些不符合抗病毒治疗，肝功能轻度异常的慢性乙型肝炎患者，虽然抗病毒并不是中药的优势，但是通过保肝、提高免疫的中医辨证治疗，其中还是有 20% 患者能够做到 DNA 的转阴，包括"大三阳"的患者也能达到 e 抗原的血清转换。

• 中医中药保肝降酶的作用。虽然抗病毒治疗至关重要，但在相关指南中明确提出了抗病毒治疗的选择是在慢性乙型肝炎病毒携带者出现肝功能异常，经过治疗半年，还不能得到肝功能恢复的情况，此时就需要做一些抗病毒治疗。故而保肝降酶的治疗在首次出现肝功能异常患者中的治疗必不可少，相关的研究也证实抗病毒治疗过程中联合保肝降酶治疗不会影响抗病毒的治疗效果，还会起到保护肝细胞、减轻炎症、降低肝纤维化的发生、延缓疾病进展的作用。目前在临床运用的保肝降酶的药物中，中成药占了很大的比例。当然汤方的使用更能体现个体化治疗，也能得到更好的临床疗效。

· 中医中药抗肝纤维化、抗肿瘤。我们都知道慢性乙型肝炎不及时治疗会出现肝纤维化，甚至肝硬化。中医中药在抗纤维化疗效独特且公认，不可替代。乃至慢性乙型肝炎疾病"三部曲"的最后一关"肝癌"阶段，抗肿瘤中医中药也具有其非常独特的优势，对于延长患者生存期，改善生存治疗效果起到了不可替代的作用，也可在西医治疗的同时起到减毒增效的作用。对于晚期肝癌患者，我们可以通过中医中药的运用，带瘤生存，预防癌细胞的扩散和转移。

· 中医中药提高慢性乙型肝炎患者生存质量。在临床实践过程中我们曾经用生存质量量表进行考评，发现慢性乙型肝炎患者生存质量存在明显的下降，有着不同程度的焦虑和抑郁。有些患者虽然已经应用抗病毒药物的治疗，但仍然会出现如失眠、胁痛或者情绪改变等症状，严重的甚至影响到他们的生活和工作。而中医中药的运用能帮助他们改善这些症状，能使他们作为健康人回归社会，这也符合我们现代医学模式。

所以，无论慢性乙型肝炎在发病的哪个阶段，中医中药的介入为提高慢性乙型肝炎患者的生存质量、延缓疾病的进展、提高临床疗效、提高生存率，都有着非常积极的作用。通过多年的临床诊疗，我们建立和发展了活血化瘀治疗肝病的学术体系，同时也倡导"四位一体"（药物、心理、饮食、运动）中医治疗肝病的综合疗法，也将在今后的慢性乙型肝炎的诊治过程中更好地发挥中医中药的辩治优势，造福广发肝病患者。中医中药的运用，要在中医

上海疾控 SCDC | 健康生活从预防开始
Healthy Living Starts with Disease Prevention

·专家解说·

张玮谈中医中药防治慢性乙肝疾病

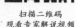

扫描二维码
观看专家解说视频

医师处方下运用，切不可听信广告、微信等所谓的有效药物组合，而导致药物性肝损伤，带来不必要的伤害。

至于保健品，补充维生素和微量元素的护肝保健品可在专业医师指导下运用，其他保健品不主张长期使用，有需要服用者应先征求专业医师意见。中医中药的保健品由于个体体质不同也需找专业中医医师，切不可擅自服用，吃错补品如吃毒药，而且人的体质还会随环境、饮食改变，所以保健品也不是一成不变。

（张　玮）

参考文献

[1] Xia J, Inagaki Y, Song P, et al. Advance in studies on traditional Chinese medicines to treat infection with the hepatitis B virus and hepatitis C virus[J]. Biosci Trends, 2016, 10(5): 327-336.

[2] An Y, Gao S, Cheng D, et al. Peginterferon and Chinese herbs exert a combinatorial effect inHBeAg-positive chronic hepatitis B[J].J Infect Dev Ctries, 2016, 10(4): 369-376.

[3] Dong S, Chen Q L, Su S B. Curative effects of fuzhenghuayu on liver fibrosis and cirrhosis: a meta-analysis[j]. Evid Based Complement Alternat Med, 2015, 2015(4): 125659.

[4] Hu Y, Wang S, Wu X, et al. Chinese herbal medicine-derived compounds for cancer therapy: a focus on hepatocellular carcinoma[J]. J Ethnopharmacology, 2013, 149(3): 601-612.

[5] Lampertico P, Agarwal K, et al. EASL 2017 clinical practice guidelines on the management of hepatitis B virus infection[J]. J hepatology, 2017, 18(4): S0168-8278.

[6] Abd El-Kader S M, Al-Dahr M H. Impact of weight reduction program on serum alanine aminotransferase activity and immunologic response in obese hepatitis B patients[J]. Afr Health Sci, 2016, 16(1): 128-134.

[7] 郭红卫 . 医学营养学 [M]. 2 版 . 上海：复旦大学出版社 , 2009: 189-196.

[8] Fukui H, Saito H, Ueno Y, et al. Evidence-based clinical practice guidelines for liver cirrhosis 2015[J]. J Gastroenterol, 2016, 51(7): 1-22.

[9] Herkenham M, Kigar S L. Contributions of the adaptive immune system to mood regulation: mechanisms and pathways of neuroimmune interactions [J]. Prog Neuropsychopharmacol Biol Psychiatry, 2017, 79(Pt A): 49-57.

[10] Fen Z, Jianju L, Keke L, et al. Across-sectional study on anxiety and stress in pregnant women with chronic HBV infection in the People's Republic of China[J]. Neuropsychiatr Dis Treat, 2015, 11(1): 2225-2232.

[11] Yapali S, Talaat N, Lok A S. Management of hepatitis B: our practice and how it relates to the guidelines [J]. ClinGastroenterolHepatol, 2014, 12(1): 16-26.

[12] Organization W H. Global recommendations on physical activity for health[J]. Global Recommendations on Physical Activity for Health, 2010: 1-58.

8

公共卫生服务

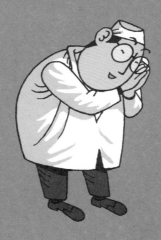

基本公共卫生服务

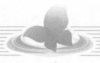

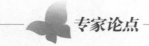

专家论点

　　病毒性肝炎是我国法定报告的乙类传染病之一，临床医师在诊疗过程中如发现病毒性肝炎患者，应及时填写《中华人民共和国传染病报告卡》，按照国家规定的内容、程序和时限，通过网络直报系统、电话或传真等方式进行报告[1]。为防止病毒性肝炎的暴发流行，疾病预防控制中心与医疗机构有责任在第一时间对病毒性肝炎患者进行管理，并注意保护患者隐私。按照传染病及突发公共卫生事件报告和处理服务规范要求[2]，患者现住址所在的社区卫生服务中心在接到病例报告后，会派遣公共卫生医师通过电话或家庭访视等方式对患者开展管理，并采取消毒隔离、医学观察等措施，对患者的密切接触者或其他可疑暴露人员开展追踪、查找，对集中或居家医学观察者提供必要的基本医疗和预防服务。为了查找患者感染的原因、避免家人及其他密切接触者受到感染，医师会对患者开展流行病学调查，收集患者、密切接触者、其他健康危害暴露人员的相关信息，根据患者的患病情况开展有针对性的健康教育，比如预防甲、戊型肝炎感染要防止"病从口入"，注意勤洗手，不吃不洁食物，不饮生水等；预防乙、丙型肝炎感染要注意避免共用牙刷、剃须刀，避免文身、穿耳洞，避免接触患者的血液等。疫苗接种是预防病毒性肝炎最为经济有效的措施[3]，广大群众可咨询社区医师后按需接种。每年的 7 月 28 日是世界肝炎日 [4]，市民朋友也可关注世界肝炎日系列活动获取更多健康防病知识。

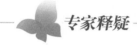 专家释疑

Q146 病毒性肝炎最大规模的全球性承诺是什么？

2016 年 5 月 28 日，194 个成员国达成一项历史性承诺，即"至 2030 年消除病毒性肝炎的公共健康威胁"。在第 69 届世界卫生大会上，各国政府一致投票决定采取首个全球病毒性肝炎策略，这也是截至目前在病毒性肝炎防治领域最大规模的全球性承诺。这项策略还包括一系列的预防与治疗目标。如果上述目标得以实现，全球每年因肝炎病毒感染及其相关疾病的死亡人数将减少 65%，规范化抗病毒治疗率将提高至 80%，至 2030 年全球将挽救 710 万人的生命。目前，全球每年有 140 万人死于病毒性肝炎及其相关疾病，超过艾滋病（AIDS）或疟疾的死亡人数。依托目前针对乙型和丙型肝炎的疫苗和有效治疗，该策略中所概述的目标具有可行性。截至 2016 年 2 月，36 个国家已经制订完成了病毒性肝炎防治的国家行动计划，33 个国家的行动计划正在制订过程中，这意味着世界卫生组织尚有 125 个成员国未制订全国性策略来抗击病毒性肝炎。大幅增加资源投入和确保优先事项实施将发挥至关重要的作用。世界肝炎联盟及其 230 个成员国正在持续努力确保各国履行其承诺并采取相关措施来实现目标。在世界肝炎日（2016 年 7 月 28 日），世界肝炎联盟已推出 NOhep，这是首个旨在动员各方面支持"至 2030 年消除病毒性肝炎的公共健康威胁"的全球性活动。

Q147 世界肝炎日的起源是什么？

世界肝炎日为每年的 7 月 28 日。第一届世界肝炎日宣传活动于 2004 年 10 月 1 日在比利时布鲁塞尔举行，其主题是"与你同行"，主要目的是向公众、医务界、政府人员宣传有关丙型肝炎的预防、筛查和治疗知识。第二届世界肝炎日活动由奥地利、孟加拉国、比利时等国家的肝病患者联合会发起，于 2005 年 10 月 1 日在比利时布鲁塞尔举行，其主题是"丙型肝炎：今日焦点"，主要是让政府人员认识到丙型肝炎的严重性并采取全国性卫生保健计

划。2006 年 9 月 26 日、2007 年 10 月 1 日，世界卫生组织欧洲区办事处、欧洲肝病患者联合会、欧盟和欧洲肝病学会分别在丹麦首都哥本哈根和比利时首都布鲁塞尔联合召开了第三届、第四届世界肝炎日新闻发布会，其主题分别是"现在就检查！"和"肝炎？现在就检查！"

2007 年 11 月，世界肝炎联盟正式成立，决定在 2008 年 5 月 19 日举行世界肝炎日活动，来自多个国家的 200 余家患者团体参加了此次主题为——"我是第 12 个吗？"的活动。2010 年 5 月 21 日，在巴西、印尼、哥伦比亚、中国等政府的大力支持下，关于"世界肝炎日"的"WHA63.R18 号决议"获得通过，指定每年的 7 月 28 日（第一个发现乙型肝炎表面抗原的美国医师 Baruch Blumberg 的生日）为世界卫生组织的"世界肝炎日"。

Q148 发现乙型肝炎病毒携带者需要进行传染病报告吗？

病毒性肝炎是国家法定报告传染病。1989 年 2 月 21 日，第七届全国人民代表大会常务委员会第六次会议通过我国第一部《中华人民共和国传染病防治法》，自 1989 年 9 月 1 日起施行。传染病扩大为甲、乙、丙三类共 35 种。按照《中华人民共和国传染病防治法》，病毒性肝炎是我国法定报告的乙类传染病之一，为严格管理传染病。

根据《中华人民共和国传染病防治法》及相关法律法规，各级医疗机构在诊疗过程中发现疑似、临床诊断或实验室确诊的各型病毒性肝炎病例应在 24 小时内进行传染病报告，按照要求填写《中华人民共和国传染病报告卡》。传染病报告实行属地化管理，首诊负责制。传染病报告卡由首诊医师或其他执行职务的人员负责填写。现场调查时发现的病毒性肝炎病例，由属地医疗机构诊断并报告。采供血机构发现阳性病例血清肝炎病毒检测阳性的献血者也应填写报告卡。

乙型肝炎病毒携带者是指乙型肝炎表面抗原阳性持续 6 个月以上，未出现肝炎相关症状与体征，且肝功能基本正常的人群，应和病毒性肝炎患者区别对待，目前不需要进行法定传染病报告。乙型肝炎病毒携带者可正常工作和学习，但不能献血，需加强随访。平时要注意个人卫生、经期卫生和行业卫生，防止自身唾液、血液和其他分泌物污染周围环境，传染他人。所用食具、修面用具、牙刷、盥洗用具应与健康人分开。乙型肝炎病原携带者不能从事直接为顾客服务和保育工作。社区卫生服务中心会在知情同意的前提下，对通过治疗、体检或监测等途径发现的乙型肝炎病毒携带者进行登记，为其提供健康教育等服务，并保护其隐私。

Q149 为什么病毒性肝炎患者应该配合社区医师进行访视？患者可以拒绝访视吗？社区卫生服务中心是按照什么时间节点来上门访视的呢？

访视除了核实诊断外，对病毒性肝炎患者及其家庭都有着重要的作用。访视工作由从事疾病预防相关专业的医务人员通过登门拜访或者电话联系的方式开展，根据肝炎型别的不同，访视次数有所差异。在访视过程中，访视人员会问及一些患病后的个人情况，以了解患者病情的发展及痊愈情况，还会关注家庭成员的健康状况，对患者及家庭成员进行相关疾病的健康宣教、消毒指导，避免肝炎病毒在患者家庭成员间发生传播。

根据《中华人民共和国传染病防治法》及相关法律法规的要求，患者不能拒绝疾病预防控制中心和社区卫生服务中心的流行病学调查和家庭访视，工作人员会严格遵守患者隐私保护的原则，不会泄露患者隐私。

社区卫生服务中心是按照病毒性肝炎的分型和潜伏期来开展访视工作的。譬如甲型、戊型肝炎病例，第一次访视时间是社区卫生服务中心接到传染病报告后 24 小时内，第二次访视时间是在患者出院时，第三次访视时间是最后一次接触日（住院时）起 45 天。急性乙型、丙型肝炎病例，第一次和第二次访视时间同甲型、戊型肝炎，第三次访视时间是出院后 60 天。对留家的急性病毒性肝炎患者，发病后 1 个月内每周访视一次，其中甲型肝炎、戊型肝炎发病后 75 天再访视一次；乙型肝炎、丙型肝炎、丁型肝炎发病后 3~6 个月再访视一次；病情未好转的患者社区卫生服务中心会适当延长访视时间。疑似

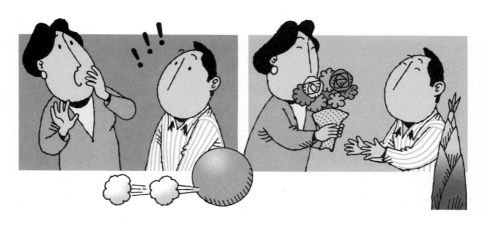

患者应每周访视一次，直至否定病毒性肝炎诊断为止。未分型肝炎病例参照乙型肝炎的访视要求。慢性病毒性肝炎病例应每年至少访视一次，复发一次访视管理一次。患者朋友们，为了您和家人的健康，请配合疾病预防控制中心或社区卫生服务中心开展调查和访视工作。

Q150 什么是流行病学调查？为什么要开展流行病学调查？

流行病学是研究疾病和健康状态在人群中的分布及其影响因素，借以制订和评价预防、控制和消灭疾病及促进健康的策略与措施的科学。流行病学调查就是查明患者感染疾病的原因，明确处于感染高风险的人群，采取控制措施防止更多人感染疾病的整个过程。在上海市，对急性病毒性肝炎来说，在病例网络直报 24 小时内，社区卫生服务中心会派遣专业人员按照《上海市病毒性肝炎流行病学个案调查表》相关要求开展流行病学调查工作。调查内容主要包括患者的基本信息、发病及就诊经过、患者的临床表现及体征、感染肝炎病毒的危险因素、患者的家庭成员及其他密切接触者情况、疫苗接种史、既往史等信息，通过了解以上信息可采取相应的防控措施，保护患者家属等密切接触者免受感染。

Q151 病毒性肝炎患者及其家属如何获得消毒服务？患者家里的日常消毒隔离该如何操作？

病毒性肝炎患者及其家属可从社区卫生服务中心、综合性医疗机构及疾病预防控制中心获取相关消毒知识及服务。建议病毒性肝炎患者及早住院隔离治疗，一般情况下社区卫生服务中心等单位会对疫源地进行一次终末消毒，疫源地包括患者家庭、宿舍、托幼机构、中小学校、食堂、饮食行业等，消毒的对象是环境，粪便、便具、饮食用具、患者的衣裤及一切被患者接触或可能污染的物品。对留家患者进行日常性消毒指导，如分床、分被褥、分食（用）具等。

对病毒性肝炎患者家里的消毒隔离需要注意"三分开"和"六消毒"。"三分开"是指分住室、分饮食、分生活用具；"六消毒"是指消毒分泌物和排泄物、消毒生活用具、消毒双手、消毒衣服被单、消毒患者居室、消毒生活污水污物。患者家里可根据实际情况选择物理消毒法或化学消毒法进行消毒。对耐湿热的物品，如餐饮具、衣被、毛巾等可煮沸 30 分钟进行消毒；对患者的分泌物、排泄物可使用粉剂的含氯消毒剂进行消毒；对家中的便器、体温表、物体表面及其他家庭环境等等可选用片剂或液体的含氯消毒剂浸泡、擦拭来达到消毒的目的，需注意消毒剂作用时间应达到 10~20 分钟，消毒作用结束后应用大量清水清洗干净。市面上常用的含氯消毒剂有 84 消毒液、滴露等，使用时需注意产品有效期。

（王怡君　舒　敏　沈福杰）

参考文献

[1]　中华人民共和国中央人民政府 . 中华人民共和国传染病防治法（中华人民共和国主席令第十七号）[EB/OL]. (2005-6-27)[2017-04] http://www.gov.cn/banshi/2005-06/27/content_68756.htm.

[2]　国家卫生和计划生育委员会基层卫生司 . 国家卫生计生委关于印发《国家基本公共卫生服务规范（第三版）》的通知（国卫基层发〔2017〕13 号）[EB/OL]. (2017-02-27) [2017-04-15] http://www.nhfpc.gov.cn/ewebeditor/uploadfile/2017/04/20170417104506514.pdf.

[3]　陈园生 , 贺雄 , 王骏 , 等 . 中国乙型肝炎疫苗预防效果分析 [J]. 中国计划免疫 , 2005, 11(6): 465-468.

[4]　World Health Organization World Hepatitis Day [EB/OL]. (2016-7-28)[2017-04-15] http：//www.who.int/campaigns/hepatitis-day/2016/en/.

家庭医生服务

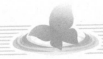

 专家论点

为缓解"看病难"和"看病贵"的问题，上海市自 2011 年起探索实行家庭医生签约制，目前家庭医生制度已覆盖至上海市所有社区，承担起居民健康"守门人"的重任。家庭医生的签约对象为上海市居民，优先满足 60 岁以上老年居民和慢性病居民的签约需求 [1]。家庭医生将根据不同人群分层分类需求，为其提供持续有效的健康管理服务，如健康评估和管理、预约优先就诊、绿色通道转诊、健康咨询服务、慢病患者"长处方""延伸处方"，以及 65 岁以上签约老人免费健康筛查等服务。

目前，上海市慢性乙型肝炎患者使用的核苷类抗病毒药物，如恩替卡韦、替比夫定等，已经可以通过家庭医生延伸处方在社区使用。下面以上海市为例，诠释家庭医生服务的相关事宜。

 专家释疑

Q152 什么是"1+1+1"签约管理？签约家庭医生后如何就诊和转诊？

现阶段，上海市各社区卫生服务中心正在推广"1+1+1"医疗机构组合签约，即居民在自愿选择一名社区家庭医生签约的基础上，可以在全市范围内再选择一家区级医疗机构与一家市级医疗机构签约，享受家庭医生服务。居民签约后，可在签约医疗机构组合内根据自身疾病情况选择任意一家医疗机构就诊，并可享有签约就诊的各项优惠政策。如因实际情况需要到签约组合之外医疗机构就诊，居民仍可自行前往各医疗机构。如果通过签约家庭医生转诊，还可以享受优先转诊等各项优惠政策。

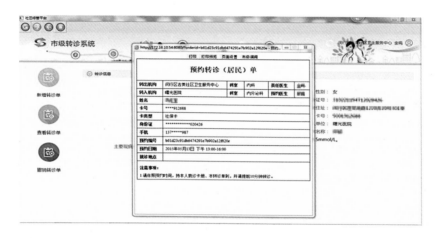

Q153 家庭医生的主要服务内容有哪些？

现阶段，上海市居民与家庭医生签约，主要可以获得以下 7 项优惠服务：

• 由家庭医生对签约居民的健康状况进行评估，制订有针对性的健康管理方案，长期跟踪评价居民的健康状况，并提供针对性的建议和服务。

• 通过预约方式优先获得家庭医生门诊服务。

• 如因实际情况需要到签约组合之外医疗机构就诊，可通过家庭医生绿色转诊通道优先转诊至上级医疗机构。家庭医生可帮助预约会诊专家，提供医学背景资料，提高会诊效果。

• 利用家庭医生所在社区卫生服务中心的健康咨询热线、网络咨询平台

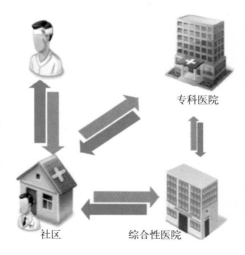

专科医院

社区　　　　综合性医院

等多种途径，获得家庭医生健康咨询服务。

• 在家庭医生指导下，签约慢性病居民可在一次配药量、配药种类上享有更便捷的政策，如："长处方"和"延伸处方"等。

• 对确有需求并符合要求的签约居民，可优先建立家庭病床。

• 对 65 岁以上签约老人，可优先享有更多项目的免费健康筛查，并由家庭医生根据筛查结果制订并实施后续干预指导方案。

Q154 家庭医生的签约对象有哪些？如何申请获得家庭医生服务？

现阶段，上海市家庭医生的签约对象为本市城保与居保参保对象，优先满足 60 岁以上老年居民、慢性病居民、儿童、残疾人等重点人群的签约需求。

居民可根据自愿和知情同意的原则，携带本人身份证、社保卡或医保卡就近前往户籍地或居住地社区卫生服务中心提出签约申请。社区卫生服务中心会根据居民居住地的具体地址推荐家庭医生，如果居民对中心某位家庭医生特别信任，也可直接点名要求签约。签约过程是免费的。

Q155 什么是"长处方"和"延伸处方"服务？

对于签约且纳入家庭医生慢病管理的患者，在病情稳定的情况下，可单次满足基本药物目录内所有品种治疗性药物 1~2 个月的用量，增加慢病居民单次配药量，使签约居民享受便捷的配药服务，即为"长处方"服务。

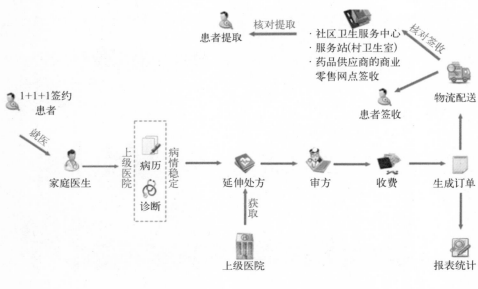

延伸处方是指在签约上级医疗机构就诊的签约居民，或经家庭医生转诊至上级医疗机构就诊后回社区的签约居民，家庭医师可以通过延续上级医疗机构长期用药医嘱，开具与上级医疗机构相同的药品，并由第三方物流免费配送到社区卫生服务中心、站点、居民就近药房或居民家中。目前，慢性乙型肝炎患者使用的主要核苷类抗病毒药物，均已纳入家庭医生延伸处方范围。

Q156 目前，已经纳入延伸处方目录管理的常用肝炎药品有哪些？

原则上，纳入医疗保险支付目录但未纳入社区基本药品目录的肝炎药品，

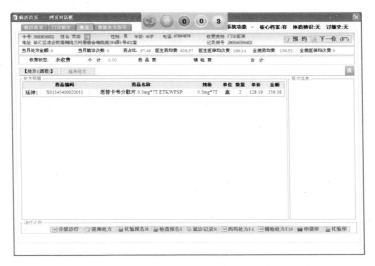

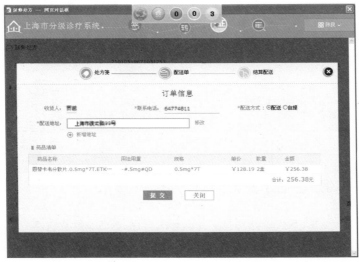

将全部纳入延伸处方目录进行管理。比如：核苷类抗病毒药物（拉米夫定、替比夫定、阿德福韦酯和恩替卡韦）；保肝类药物（复方鳖甲软肝片、苦黄颗粒、谷胱甘肽片、复方甘草酸苷胶囊、肝复乐片、五脂胶囊、水飞蓟宾胶囊、强肝胶囊、全天麻胶囊和胸腺肽肠溶片等）。具体药品名称可咨询签约社区卫生服务中心。

Q157 上海市慢性病毒性肝炎患者家庭签约管理服务包含哪些服务内容？

目前，上海市慢性病毒性肝炎患者家庭签约管理服务内容包括：①制订健康管理方案。②每年2次患者家庭访视。③每年为签约患者家庭提供1次免费体检，建立病程监测档案。④患者家属免费接种成人剂型乙型肝炎疫苗。⑤提供延伸处方服务。⑥健康咨询和患者教育。⑦家庭内消毒指导。提高慢性病毒性肝炎患者的治疗依从性，降低其转化成为肝硬化和肝癌的可能，并减少家庭内疾病传播。

目前，上海市已有37个试点社区（见下表）可免费为慢性病毒性肝炎患者家庭提供签约管理服务，上述试点社区的数量还将不断扩充。

签约管理	治疗
·基本公共卫生服务 ·传报、流调、家庭访视、消毒、健康教育 ·健康评估、生命质量和疾病负担测量	·双向转诊和绿色通道 ·药品国家谈判和医疗保险
目标	
关怀	健康教育
·乙肝疫苗免费接种（成人） ·患者和家属的免费体检 ·高危人群监测	·大众教育 ·患者教育 ·世界肝炎日

扫描二维码
倾听患者肝愿

SCDC 上海疾控 | 健康生活从预防开始
Healthy Living Starts with Disease Prevention

·患者肝愿·

"我患有丙肝很多年了，现在静安寺社区和我结对定期随访关心我，每年给我免费体检，这样的服务很温馨很好……"

表　上海市慢性病毒性肝炎患者家庭签约管理试点社区名单

区	试点社区	区	试点社区
黄浦区	老西门社区	宝山区	月浦镇
徐汇区	凌云社区、华泾社区	浦东新区	新场镇、高桥社区
长宁区	新泾社区	嘉定区	嘉定镇
静安区	静安寺社区	奉贤区	庄行社区
普陀区	长征、真如社区	松江区	中山社区、永丰社区、石湖荡镇
虹口区	曲阳、嘉兴社区	金山区	廊下镇
杨浦区	殷行、大桥社区	青浦区	练塘社区
闵行区	全区所有社区卫生服务中心	崇明区	城桥镇、堡镇和庙镇

Q158 社区卫生服务中心相比二三级医疗机构，为患者服务有何优势？

社区卫生服务中心服务对象为全人群，以社区为范围，以人的健康为目的。除提供社区常规门诊和住院服务外，还可根据社区居民的需要，开展家庭治疗、家庭康复、临终关怀等医疗服务，对社区居民进行保健合同制的管理，并定期进行健康保健管理，实施健康教育。目前，社区的家庭医生和公卫医生为病毒性肝炎患者提供签约管理服务，辅助二三级医疗机构，为签约患者提供免费体检、健康教育、随访管理等。其中签约患者开展一年一次的体检，体检项目有 ALT、AST、AFP、乙型肝炎两对半、HBV DNA、HCV RNA 检测等，患者家属可享受乙型肝炎两对半检测和重组乙型肝炎疫苗免费接种等服务。

·专家解说·

健康生活从预防开始
Healthy Living Starts with Disease Prevention

巫善明谈乙肝患者全程管理的重要性

扫描二维码
观看专家解说视频

Q159 病毒性肝炎患者在诊疗过程中产生的检查费、药品费能否予以减免或报销？目前，政府对病毒性肝炎患者是否有提供经济、物品和生活上的资助？

目前，病毒性肝炎患者尚不能享受检查费和药品费的减免或报销。但是，病毒性肝炎患者可以在所在地的医保中心享受自负医疗费综合减免、总工会互助保障等减免或报销，具体信息请及时咨询签约社区卫生服务中心了解相关政策。

（陶惠红　任　宏）

参考文献

[1] 上海市卫生和计划生育委员会 . 上海市人民政府办公厅印发《关于进一步推进本市社区卫生服务综合改革与发展的指导意见》（沪府办发〔2015〕6 号)[EB/OL]. (2015-05-29) [2017-04-15] http://www.wsjsw.gov.cn/wsj/n2373/n2374/n2378/u1ai135883.html.

9

医疗保险

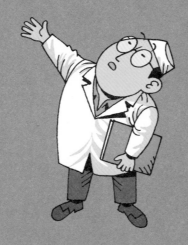

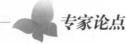 专家论点

　　当前，我国甲型肝炎发病率已显著下降，但戊型肝炎发病率近年有上升趋势，而乙型、丙型肝炎病毒感染造成的慢性病毒性肝炎及相关疾病（肝硬化、肝癌等）依旧给患者家庭造成严重的经济负担[1]。以慢性乙型肝炎为例，据研究，平均 1 例慢性乙型肝炎及相关疾病患者 1 年的直接经济负担是其人均年收入的 175.13%、家庭收入的 102.18%[2]。恩替卡韦和替诺福韦酯等抗病毒药物是治疗慢性乙型肝炎相关疾病不可缺少的药物，但实际使用过程中患者反映抗病毒药物价格高、服用时间长等问题，未接受抗病毒治疗的原因中有 76.8% 为治疗费用过高，许多患者由于不能负担抗病毒药物而被迫停药[2]。

　　我国建立了包括城镇职工基本医保、城镇居民基本医保和新农合的基本医疗保险制度。基本医疗保险作为一项社会保障制度，通过共同缴费机制，建立统筹基金，实现风险共担，能够对患者的治疗费用进行补偿。参加基本医疗保险的病毒性肝炎及相关疾病患者在定点医疗机构发生的住院费用，可按照参保地区相应的支付标准获得医保补偿，减轻疾病负担，实现疾病治疗的连续性。根据国家人社部 2009 年发布的《关于开展城镇居民基本医疗保险门诊统筹的指导意见》，各地将诊断明确、治疗周期长、不及时治疗可能产生恶化、治疗费用高，并可在门诊进行治疗的慢性病毒性肝炎（乙型肝炎、丙型肝炎）和肝硬化纳入门诊慢病或门诊特殊病医保范围，实现患者门诊费用的报销，减少疾病治疗的时间成本，减轻慢性病毒性肝炎患者的疾病负担[3]。上海市参加职工医保和城乡居民医保的病毒性肝炎患者在疾病治疗期间门诊、住院所发生的医疗费用，可根据《上海市职工基本医疗保险办法》《上海市城乡居民基本医疗保险办法》获得相应补偿[4-5]。

　　病毒性肝炎患者的治疗费用中，药费所占比例较高。2017 年版医保目录将乙型肝炎、丙型肝炎多种抗病毒药物纳入，包括核苷（酸）类药物和干扰素类药物，如恩替卡韦、替比夫定、聚乙二醇干扰素等，患者用药医保报销范围扩大[6]。相应的药品也均在上海乙类医保目录内。近年来，通过政府谈判，降低抗病毒药物价格，一线治疗药物替诺福韦酯降价达 67%[7]。2016 年，上海医保定点机构药品集中采购中包含国家药品价格谈判的慢性乙型肝炎治

疗用药[8]。丙型肝炎直接抗病毒药物（DAAs）已经在我国批准上市，丙型肝炎有望进入治愈时代。下面以上海市为例，诠释医疗保险的相关事宜。

 专家释疑

Q160 什么是起付线和封顶线（最高支付限额）？什么是个人账户？

起付线是指在发生医疗费用后，被保险人先支付的一定额度的医疗费用，其余费用全部或部分由医疗保险机构支付。先由被保险人支付的医疗费用额度，即起付线。封顶线（最高支付限额）是指被保险人获得费用补偿的最高额度，医保机构只支付限额内的医疗费用，超出限额的医疗费用由被保险人自己负担。

城镇职工基本医疗保险按统筹管理，分成统筹账户和个人账户。个人账户就是基本医疗保险个人账户，是指医疗保险机构为参加基本医疗保险的个人设立的，用于记录本人医疗保险筹资和偿付本人医疗费用的专用基金账户。个人账户主要用于记录、存储个人账户资金，并按规定用于个人医疗消费。个人账户基金的主要来源包括：①个人缴纳的医疗保险费。②用人单位缴纳的社会医疗保险费的一定比例。③随着保险年限的增加而产生的个人账户资金的利息收入。

Q161 统筹基金支付哪些医疗费用？哪些情形医保不予支付？

统筹基金用于支付下列费用项目：①职工住院或者急诊观察室留院观察所发生的部分医疗费用。②职工在门诊进行重症尿毒症透析、肾移植后抗排异治疗、恶性肿瘤化学治疗和放射治疗、同位素抗肿瘤治疗、中医药抗肿瘤治疗以及精神病（部分）等门诊大病治疗所发生的部分医疗费用。③职工家庭病床所发生的部分医疗费用。

根据《社会保险法》的规定，下列医疗费用不纳入基本医疗保险基金支付范围：①应当从工伤保险基金中支付的。②应当由第三人负担的。③应当由公共卫生负担的。④在境外就医的。医疗费用依法应当由第三人负担，第三人不支付或者无法确定第三人的，由基本医疗保险基金先行支付。基本医疗保险基金先行支付后，有权向第三人追偿。

Q162 什么是定点医疗机构和定点零售药店？

定点医疗机构是指经卫生行政管理部门批准取得《医疗机构执业许可证》，并经上海市人力资源和社会保障局（市医疗保险办公室）审核后，准予建立基本医保结算关系，为上海市城镇职工基本医保参保人员提供基本医疗服务的医疗机构。

定点零售药店是指经药品监督管理部门批准取得药品经营许可，并经上海市人力资源和社会保障局（市医疗保险办公室）审核后，准予建立基本医保结算关系，为城镇职工基本医保参保人员提供基本医保用药服务的零售药店。

上海市定点医疗机构和定点零售药店可登录上海医保网站"信息查询"栏目进行查询。

Q163 病毒性肝炎患者医保报销有何规定？

• 参保范围。参加上海市城乡居民基本医保和城镇职工基本医保的病毒性肝炎患者，治疗期间的门诊、住院费用符合报销条件的均可按照相应标准进行报销。其中，居民医保包括未参加本市其他基本医疗保险的具有本市户籍、年龄超过 18 周岁的人员；具有本市户籍的中小学生和婴幼儿；本市各高等院校、科研院所中接受普通高等学历教育的全日制本科学生、高职高专学生以及非在职研究生（以下统称"大学生"）。职工医保参保者包括本市行政区域内的企业、事业单位、国家机关、社会团体、民办非企业单位和有雇工的个体工商户及其职工，包括在职职工、退休人员和其他参保人员。

• 缴费标准。居民医保登记缴费期为每年 10 月至 12 月。参保人员按照年度缴费，于次年 1 月 1 日至 12 月 31 日享受相应城乡居民医保待遇。个人缴费标准如下表。在职职工的缴费基数为本人上一年度月平均工资。本人上一年度月平均工资超过上一年度本市在职职工月平均工资 300% 的，超过部分不计入缴费基数；低于上一年度本市在职职工月平均工资 60% 的，以上一年度本市在职职工月平均工资的 60% 为缴费基数。在职职工个人应当按照其缴费基数 2% 的比例，缴纳基本医疗保险费。退休人员个人不缴纳基本医疗保险费。

表　2017 年居民医保筹资标准和个人缴费标准表（元／人）

年龄段	总筹资标准	其中：个人缴费标准
70 岁以上	4 300	370
60~69 岁	4 300	535
19~59 岁	2 900	720
少儿学生	1 100	110

备注：对城乡居民中的低保对象、重残人员以及高龄老人等，个人缴费部分给予减免。

• 报销待遇。居民医保对参保患者每次住院（含急诊观察室留院观察）所发生的医疗费用，设起付标准。超过起付标准的部分，由城乡居民医保基金按照一定比例支付，剩余部分由个人支付。起付标准为一级医疗机构 50 元，二级医疗机构 100 元，三级医疗机构 300 元。职工医保将退休和在职的参保人员分为不同的年龄组，相应的门急诊、住院以及门诊大病、家庭病床报销比例不同。参保人员未办理转诊手续或者未携带就医凭证的，在本市医保定点医疗机构门诊所发生的医疗费用不予结算；急诊就医发生的医疗费用由个人现金支付后，可以在 3 个月内，凭本人就医凭证、医疗费收据以及相关病史资料，到经办机构按照规定申请报销。病毒性肝炎患者医疗费用具体报销比例可参考下面 2 副表格。

表　上海市城乡居民基本医疗保险报销比例

年龄	门急诊（含家庭病床）(%)				住院（含急诊观察室留院观察）(%)		
	一级	二级	三级	村卫生室	一级	二级	三级
≥ 60 周岁	70	60	50	80	90	80	70
< 60 周岁	70	60	50	80	80	75	60

表　上海市城镇职工基本医疗保险报销比例

类别	年龄	门急诊报销				住院（含急诊观察室留院观察）			门诊大病和家庭病床（无起付线）		
		起付线（元）	一级(%)	二级(%)	三级(%)	起付线	最高支付限额（万元）	统筹报销比例(%)	最高支付限额（万元）	门诊大病(%)	家庭病床(%)
退休	70 岁以上	700	85	80	75	1 200	46	92	46	92	80

（续表）

类别	年龄	门急诊报销				住院（含急诊观察室留院观察）			门诊大病和家庭病床（无起付线）		
		起付线（元）	一级（%）	二级（%）	三级（%）	起付线	最高支付限额（万元）	统筹报销比例（%）	最高支付限额（万元）	门诊大病（%）	家庭病床（%）
	69 岁以下	700	80	75	70	1 200	46	92	46	92	80
	原退休老人	300	90	85	80	700	46	92	46	92	80
在职	45 岁以上	1 500	75	70	60	1 500	46	85	46	85	80
	44 岁以下		65	60	50						
中人一档	退休	700	85	80	75	1 200	46	92	46	92	80
	在职	1 500	75	70	70	1 500	46	85	46	85	80

备注：住院、门诊大病和家庭病床最高支付限额以上的医疗费由地方附加医疗保险附加基金支付 80%，个人自负 20%。

　　不同类别的参保人员对应不同的报销待遇，上海市民社区医疗互助帮困计划（外地医保落实／不落实人员）、城镇职工基本医疗保险综合减负（退休、在职人员）内容具体可在上海医保网站（www.shyb.gov.cn）的"参保人员待遇查询"栏目中根据个人所属类别进一步查询报销范围和比例。

　　药品报销部分，在上海医保网站（www.shyb.gov.cn）的"医保药品编码查询"或"医保范围药品查询"栏目中输入药品的通用名称进一步查询药品是否属于医保支付范围及报销比例。

Q164 上海市病毒性肝炎患者医保报销可参考哪些政策文件规范？
· 居民医保可参考《上海市城乡居民基本医疗保险办法》（沪府发

SCDC 上海疾控　健康生活从预防开始
Healthy Living Starts with Disease Prevention

·专家解说·

陈文谈以卫生经济学视角浅谈肝炎药物的准入、选择和使用

扫描二维码
观看专家解说视频

〔2015〕57 号）。

- 职工医保可参考《上海市职工基本医疗保险办法》（沪府令 8 号）。
- 社区医疗互助帮困可参考《上海市市民社区医疗互助帮困计划实施细则》（沪人社医发〔2016〕38 号）。
- 职工综合减负可参考《上海市职工基本医疗保险综合减负实施办法》（沪人社医发〔2016〕46 号）。

Q165 病毒性肝炎能否纳入大病医保？药费和实验室检查费用能否降低？全国能否统一医保？

上海大病医保不是按病种纳入。具体报销比例请参考上海医保网站（www.shyb.gov.cn）"参保人员待遇查询"栏目中相关内容。

上海市参保者在医疗机构就诊发生的医疗费用，根据上海市城乡居民基本医疗保险和城镇职工基本医疗保险的相关规定进行报销，非国家统一医保报销。

乙型肝炎治疗的经济负担曾是许多家庭的重担。自 2017 年 1 月 1 日起，上海市对替诺福韦酯集中采购后试行医保支付，医保患者的替诺福韦酯月均药品费用由 1 500 元 / 月降至只需自付 200 元 / 月，且可从医保个人账户中支付。具体可在上海市人力资源与社会保障网（http://www.12333sh.gov.cn）参阅《关于本市试行部分药品集中采购后纳入医疗保险支付的通知》（沪人社医〔2016〕496 号）。

（陈　文）

参考文献

[1]　中华医学会全国感染病学术会议 .CMACSI 访谈 WHO 首个全球病毒性肝炎战略：目标及挑战 [EB/OL]. (2016-07-29)[2017-04-15]http://www.ihepa.com:8088/pc/detail/14781.

[2]　杨思嘉，董红军 . 慢性乙型病毒性肝炎及其相关疾病直接经济负担研究 [J]. 浙江预防医学，2015 (1): 1-5.

[3]　人力资源和社会保障部 . 关于开展城镇居民基本医疗保险门诊统筹的指导意见 [EB/OL]. (2016-08-05)[2017-04-15]http://www.gov.cn/zwgk/2009-08/05/content_1384111.html.

[4]　上海市人民政府 . 上海市职工基本医疗保险办法（沪府令 8 号）[EB/OL]. (2013-10-14)[2017-04-15]http://www.shanghai.gov.cn/nw2/nw2314/nw2319/nw2407/nw31294/u26aw37349.html.

[5]　上海市人民政府 . 关于印发《上海市城乡居民基本医疗保险办法》的通知 [EB/OL]. (2015-

10-22)[2017-04-15]http://www.shanghai.gov.cn/nw2/nw2314/nw2319/nw12344/u26aw45361.
html.

[6] 人力资源社会保障部 . 关于印发国家基本医疗保险、工伤保险和生育保险药品目录
     (2017 年版) 的通知 [EB/OL]. (2017-02-21)[2017-04-15]http://www.mohrss.gov.cn/gkml/xxgk/
     201702/t20170223_266775.html.

[7] 国家卫生计生委办公厅 . 关于公布国家药品谈判结果的通知 [EB/OL]. (2016-05-17)[2017-04-
     15]http://www.nhfpc.gov.cn/yaozs/s7655/201605/58c5bc1ed0f14c75b8f15f1c149b35f4.shtml.

[8] 上海市医药集中招标采购事务管理所 . 关于开展 2016 年上海市医保定点医疗机构部分
     药品集中采购的通知 [EB/OL]. (2016-12-08)[2017-04-15]http://www.smpaa.cn/xxgk/gggs/
     2016/12/08/2714.shtml.

10

消除社会歧视

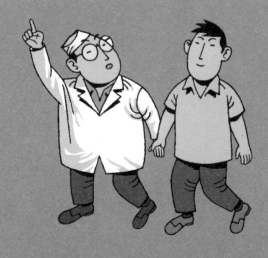

专家论点

对病毒性肝炎的社会歧视，主要源于社会公众对病毒性肝炎（特别是传播途径）没有科学客观的认识。许多社会公众对肝炎病毒感染者和病毒性肝炎患者乃至对其家属长期秉持漠视和不公正的看待[1-2]，特别是在求职和工作、学习场所的歧视，给患者及其家属带来很大的精神心理困扰；其中尤其以对乙型肝炎病毒感染者的歧视现象最为严重。

消除对病毒性肝炎的社会歧视，首先必须去除大众对肝炎的误解和偏见。媒体、医疗机构等应加大对病毒性肝炎的病因、传播途径、治疗和预防等的深入宣传，促使全社会建立起对病毒性肝炎的正确认知。作为大众，也应该对病毒性肝炎保持科学客观的认识，认识到肝炎的"感染"≠"传染"，应了解不同种类病毒性肝炎的不同传播途径，采取正确的预防措施，以便有效地预防病毒性肝炎的传播。

对乙型肝炎患者的歧视，主要源于对乙型肝炎病毒传播方式的误解[3]。根据研究，乙型肝炎的传播途径主要为经血液传播，因此，与病毒感染者之间正常的生活接触，如共同工作、共用计算机、握手、拥抱甚至亲吻等，并不会传染乙型肝炎病毒。丙型肝炎也主要是经血源性传播，避免非正规途径用血和远离静脉注射毒品等，能有效避免丙型肝炎病毒的感染。对甲型肝炎和戊型肝炎，应注意饭前便后洗手，避免水源和食物被病毒污染，即可有效预防。需要特别强调的是，公众根据自身情况，及时积极注射乙型肝炎疫苗、甲型肝炎疫苗及戊型肝炎疫苗等，可有效防止相应肝炎病毒的传播。

肝炎歧视中最为突出的是乙型肝炎歧视。近年来，政府相继出台《关于进一步规范入学和就业体检项目维护乙型肝炎表面抗原携带者入学和就业权利的通知》（人社部发〔2010〕12号）[4]、《卫生部办公厅关于进一步规范乙型肝炎项目检测的通知》（卫办政法发〔2011〕14号）[5]、《关于切实贯彻就业体检中乙型肝炎项目检测规定的通知》（人社部发〔2011〕25号）[6]等政府文件，我国乙型肝炎病毒携带者在入学和就业中受到的乙型肝炎歧视有所缓解。相关通知明确规定，除特殊行业外，各级各类教育机构、用人单位在公民入学和就业体检中，不得要求开展乙型肝炎项目检测，范围包括"乙型肝炎五项（俗称乙型肝炎两对半）"和"HBV DNA"。同时，对于泄露隐私的医疗单位将暂停执业。

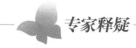 专家释疑

Q166 现阶段，对病毒性肝炎患者的歧视现状如何？

据调查显示，随着乙型肝炎疫苗预防接种的开展，全国慢性乙型肝炎病毒感染者的人数已由 20 多年前的 1.2 亿人以上，降至当前的约 8000 万人左右。但由于对乙型肝炎知识的宣传力度薄弱，大部分人对乙型肝炎的传播途径缺乏足够的正确了解，甚至一些机构为了利益而过度渲染、歪曲乙型肝炎的危害，这使得长期以来社会公众常常是"谈乙型肝炎色变"，乙型肝炎患者以及病毒携带者受到广泛而公开的歧视。

实际上，对乙型肝炎的歧视是一种缺乏基本卫生常识和人伦关怀的表现，这不仅导致我国庞大的乙型肝炎群体受到不公平的对待和伤害，难以平等享受入学、就业、社交、婚嫁的权利，而且带来了社会群体之间的分化和隔阂，给社会安定、团结与和谐造成了不可小视的负面影响。一项调查显示，有 98% 的乙型肝炎病毒携带者遭遇到不同程度的社会歧视，对他们的入学、求职、婚恋、社交和精神心理状态等产生了显著的不良影响。

上海市疾病预防控制中心近期调查显示，上海市民对肝炎病毒感染持有社会偏见的受访者仍占 19.43%，存在歧视行为的受访者占 35.63%。但对"病毒性肝炎传播途径"的回答正确率仅为 15.08%，其中接近 30% 的受访者仍然认为"同桌吃饭"可感染乙/丙型肝炎；而"共用牙刷和剃须刀"这一项高危行为仅得到 49.75% 的受访者的认同。由此，不得不反思，中国以"危害"为主题的肝炎宣传模式是否需要及时调整，如果采用"温和"的叙事模式，将大篇幅的"肝硬化"和"肝癌"调整为"肝炎基础知识"的普及，对于肝炎的偏见和歧视行为是否能够减轻。

Q167 国家是否有政策保障病毒性肝炎患者的就业环境？

根据 2016 年 2 月 6 日《国务院关于修改部分行政法规的决定》（国务院令第 666 号修订）中食品生产经营者应当依照食品安全法第三十四条的规定：建立并执行从业人员健康检查制度和健康档案制度。从事接触直接入口食品工作的人员患有痢疾、伤寒、甲型病毒性肝炎、戊型病毒性肝炎等消化道传染病，以及患有活动性肺结核、化脓性或者渗出性皮肤病等有

碍食品安全的疾病的，食品生产经营者应当将其调整到其他不影响食品安全的工作岗位。

根据《关于进一步规范入学和就业体检项目维护乙型肝炎表面抗原携带者入学和就业权利的通知》（人社部发〔2010〕12 号）文件规定，用人单位不得以劳动者携带乙型肝炎表面抗原为由予以拒绝招（聘）用或辞退、解聘。慢性乙型肝炎患者或者病毒携带者可以正常工作和学习，但在生活和工作中应注意避免可导致病情加重的生活和工作方式即可。

Q168 就业体检需要检查病毒性肝炎指标吗？

根据《关于进一步规范入学和就业体检项目维护乙型肝炎表面抗原携带者入学和就业权利的通知》（人社部发〔2010〕12 号）文件规定，各级各类教育机构、用人单位在公民入学、就业体检中，不得要求开展乙型肝炎项目检测（即乙型肝炎病毒感染标志物检测，包括乙型肝炎病毒表面抗原、乙型肝炎病毒表面抗体、乙型肝炎病毒 e 抗原、乙型肝炎病毒 e 抗体、乙型肝炎病毒核心抗体和乙型肝炎病毒脱氧核糖核苷酸检测等，俗称"乙型肝炎五项"和 HBV DNA 检测等），不得要求提供乙型肝炎项目检测报告，也不得询问是否为乙型肝炎表面抗原携带者。各级医疗卫生机构不得在入学、就业体检中提供乙型肝炎项目检测服务。因职业特殊确需在入学、就业体检时检测乙型肝炎项目的，应由行业主管部门向国家卫生和计划生育委员会提出研究报告和书面申请，经国家卫生和计划生育委员会核准后方可开展相关检测。经核准的乙型肝炎表面抗原携带者不得从事的职业，由国家卫生和计划生育委员会向社会公布。军队、武警、公安特警的体检工作按照有关规定执行。入学、就业体检需要评价肝脏功能的，应当检查丙氨酸氨基转移酶（ALT，简称转氨酶）项目。对 ALT 正常的受检者，任何体检组织者不得强制要求进行乙型肝炎项目检测。

Q169 俗称乙型肝炎"大三阳""小三阳"或乙型肝炎病毒携带状态对日常生活和工作有影响吗？他们不能从事的行业有哪些？

不论是俗称乙型肝炎"大三阳""小三阳"，或是病毒携带者，其本身与病情轻重和工作能力并无直接关系，只是感染了乙型肝炎病毒的标志物。

目前，经国家卫生和计划生育委员会核准的乙型肝炎表面抗原携带者不得从事的职业和可以开展相关检测的行业有：

• 根据人力资源和社会保障部发布的《公务员体检特殊标准（试行）》要求，乙型肝炎病原携带者，特警职位，不合格。

• 根据《卫生部关于民航空勤人员体检鉴定乙肝检测调整意见的复函》要求，民航招收飞行学生体检鉴定乙型肝炎项目检测，可以保留体检鉴定乙型肝炎项目检测。

• 血站从事采血、血液成分制备、供血等业务工作的员工。根据《卫生部关于修订〈血站质量管理规范〉"8·4"条的通知》（卫医政发〔2010〕69号）要求，"血站应建立员工健康档案。对从事采血、血液成分制备、供血等业务工作的员工，应当每年进行一次经血传播病原体感染情况的检测。对乙型肝炎病毒表面抗体阴性者，征求本人意见后，应当免费进行乙型肝炎病毒疫苗接种。"

Q170 患有乙型肝炎可以正常结婚生育吗？

患有乙型肝炎可以结婚，但是应该及时告知伴侣，并让其检查是否有乙型肝炎抗体。如果配偶乙型肝炎两对半全阴性，要及时注射乙型肝炎疫苗。

急性乙型肝炎患者，不论男女，经过适当治疗和合理调养，肝功能恢复正常，乙型肝炎病毒抗原指标转阴，经过一段时间（具体视病情而定）调养，即可考虑生育计划。慢性乙型肝炎患者，不论男女，应该首先认清自己病情的轻重程度，再决定是否开始生育计划。乙型肝炎病毒携带的育龄妇女，如果肝功能检查正常，没有出现食欲减退、全身乏力及腹胀或全身不适等症状，并经咨询专科临床医师，可以考虑在适当的时候怀孕。但是，妊娠会让孕妇

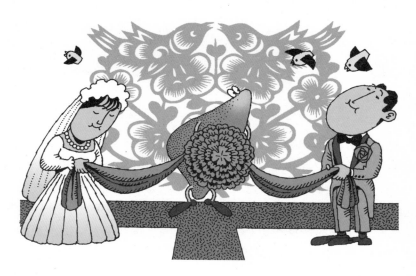

免疫力降低，因此妊娠期间要密切关注身体状况，定期到医院检查肝功能和病毒标志物。如果乙型肝炎正处于活动期，肝功能异常，有疲乏、食欲不振、腹胀等表现，这时应该避免怀孕，先将病情控制稳定。

Q171 乙型肝炎患者出现心理健康问题应如何干预？
要减轻乙型肝炎患者的精神心理压力，主要应做到以下两点：
• 对乙型肝炎患者进行系统的科普教育，告知其国家的相关政策规定、当前的治疗手段及疗效，提高其对乙型肝炎的准确认识，加强心理疏导，帮助其养成良好的生活起居和饮食习惯。
• 提高患者的亲友、同事对乙型肝炎传播途径的正确认知，建立和谐的家庭环境、交友和工作环境，对患者加以适当的关心和鼓励。

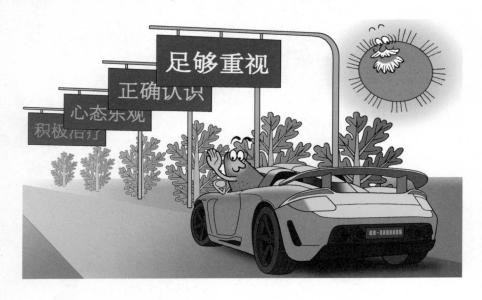

Q172 携带乙型肝炎病毒被家人朋友疏远，怎么办？
乙型肝炎病毒（HBV）感染者经常面临这样的情况：朋友刻意疏远，家人一起吃饭要分餐、使用公筷、消毒餐具等等。其实，乙型肝炎病毒只通过血液、不安全的性接触和母婴途径传播，不会通过空气、水或食物传播。因此，接吻、吃饭、握手、拥抱等接触方式不会传染乙型肝炎。社区教育中也应及时将乙型肝炎正确的传播途径告知患者的家属和亲友，以积极的态度关心患者，减轻患者紧张和压抑心理。

Q173 如何正确对待身边的乙型肝炎病毒携带者?

从广义的角度看,凡是体内存在乙型肝炎病毒的,都可称为乙型肝炎病毒携带者。但在临床上,乙型肝炎病毒携带者常指两种情况。一种是慢性乙型肝炎病毒(HBV)携带者,患者多较为年轻或年幼,病毒复制活跃,但肝功能正常,肝脏无明显损伤。另一种是非活动性乙型肝炎表面抗原(HBsAg)携带者,病毒复制水平很低或不复制,肝脏无明显损伤。

慢性 HBV 携带者,如果存在相应的传播途径,则传染性较强。但只要周围人群与之避免发生有传染风险的行为,例如有伤口时不要接触其血液,不进行不带安全套的性生活,不共用牙刷和剃须刀等,则没有被传染的风险,因此不必紧张或刻意与慢性 HBV 携带者保持距离。由于慢性 HBV 携带者肝功能正常,因此应当正常生活、学习、工作和与他人相处。非活动性 HBsAg携带者,由于几乎不存在病毒复制,且肝功能正常,因此更可放心地与别人相处,但注意事项与慢性 HBV 携带者相同。总之,我们对于身边的乙型肝炎

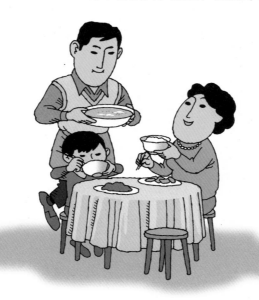

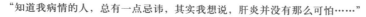"知道我病情的人,总有一点忌讳,其实我想说,肝炎并没有那么可怕……"

扫描二维码
倾听患者肝愿

病毒携带者，一定要持宽容的态度，以正确的方式与患者相处，不要去无端地歧视。

Q174 如何应对甚至消除对病毒性肝炎的社会歧视？

首先，应建立健全的社会法制法规。对健康人群与乙型肝炎携带者相处的风险做出恰如其分的客观描述，从法制法规上给予患者和病毒携带者正常的生活、学习和工作的权利。健全监督举报制度，对于违反相关通知的企业和单位，应予以通报或者相应处罚，从而给予患者和携带者最大限度的权益保障。其次，应大力向全社会科学地普及乙型肝炎知识，例如应广而告之公众，与乙型肝炎病毒感染者间正常的生活接触，如共同工作、共用计算机、握手、拥抱、就餐等，并不会传染乙型肝炎病毒。

（魏晓敏）

参考文献

[1] Na L, Na B. A revolutionary road: an analysis of persons living with hepatitis B in China[J]. J Health Commun, 2013, 18(1): 71-91.

[2] Ren H, Yu Y, Hu JY, et al. Caregiver burden and its determinants among family members of patients with chronic viral hepatitis in Shanghai, China: a community- based survey[J]. BMC Infect Dis, 2014, 12: 14; 82.

[3] Yang T, Wu MC. Discrimination against hepatitis B carriers in China [J]. Lancet, 2011, 378(9796): 1059.

[4] 中华人民共和国人力资源和社会保障部关于进一步规范入学和就业体检项目维护乙肝表面抗原携带者入学和就业权利的通知（人社部发〔2010〕12号）[EB/OL]. (2010-02-10)[2017-04-15]http://www.nhfpc.gov.cn/zwgk/wtwj/201304/161f154ee990407181e214e3da3f02fe.shtml.

[5] 国家卫生和计划生育委员会卫生部办公厅关于进一步规范乙肝项目检测的通知（卫办政法发〔2011〕14号）[EB/OL]. (2011-02-11)[2017-04-15] http://www.nhfpc.gov.cn/zwgk/wtwj/201304/1a242b26c6044bb499fbaaf47edbc963.shtml.

[6] 中华人民共和国人力资源和社会保障部关于切实贯彻就业体检中乙肝项目检测规定的通知（人社部发〔2011〕25号）[EB/PL]. (2011-03-04)[2017-04-15] http://www.mohrss.gov.cn/gkml/xxgk/201407/t20140717_136567.html.

11

健康社会产品的转化

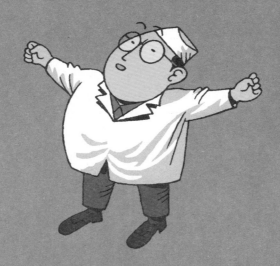

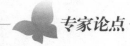

专家论点

社会营销和社会产品

健康传播的过程需要设计、实施和控制健康观念以及行为的变革运动，以及在目标接受群体中提高某种社会观念或实践的接受程度。在健康观念和行为的变革运动中，需要根据人口、经济、自然、技术、政治/法律、社会文化等宏观环境状况，使用社会营销[1]方法，变革对于受众有害的观念或者行为，使其接受健康的、新的观念和行为。

社会变革运动的核心是制造出能够满足社会需要的"社会产品"[2]（如：社会观念、社会实践、有形物等），并能够使用完整、有效的策略和方案对社会产品进行推广。在传递和推广健康社会产品的过程中，需要遵循传播规律，使用一定的传播技巧，选择恰当的媒体平台传播信息，与公众之间进行平等、及时的互动、交流和参与，让信息传播"告知"受众，并最终促使人们的行为改变。策划和实施一个健康社会产品的营销活动可细分为 5 个步骤，见下图。

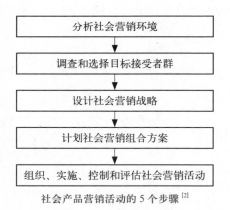

社会产品营销活动的 5 个步骤[2]

健康社会产品的概念

健康社会产品可以分为有形和无形两种。在病毒性肝炎宣教领域，有形产品主要指可以帮助病毒性肝炎患者及其家庭成员坚持健康生活理念的工具或者物品等，如：医学专著、科普指南、宣传品、音像资料、安全性生活药具等。无形产品包括各种专业和科普网站、科普文章、知识培训、会议和活动、政策解读等。同时，健康社会产品也可以被分类为思想产品（如：关于病毒性肝炎问题的某些信念、态度以及背后的价值观形成）和实践改变（如：行动或者持续的行为改变），具体分类见下图。

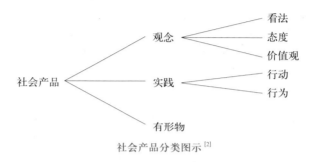

社会产品分类图示 [2]

在健康社会产品的设计中，我们需要根据目标接受者的需求设计相关的社会产品。首先，需要根据目标接受者的潜在需求，创造出某种新的社会产品。例如，有吸烟者表示"我试图戒烟但是没有成功，我该怎么办？"。此时，应该有新的社会产品被创造出来，帮助吸烟者提高信心，令其相信自己可以成功。除了潜在需求以外，还有一种"未被充分满足"的需求存在，就是现有的所有产品或者服务均无法满足他们的需求。例如，为患者提供更前沿的疾病防治知识，为志愿者提供系统培育课程等。

健康社会产品如何分销

健康社会产品的分销方式主要借助媒介、专业人员及志愿者来完成。健康社会产品中的思想和行为产品主要依靠媒介来进行"分销"。目前可以进行分销的媒介包括大众媒介、网络媒介、其他类型媒介等。不同的媒介对健康社会产品的传递效果不尽相同，需要根据目标接受者的媒介偏好和媒介使用习惯进行规划。

一般而言，健康社会产品分销模式包括：①健康社会产品营销者——媒介——接受者。②健康社会产品营销者——媒介——先行接受者——后来接受者。③健康社会产品营销者——营销机构（例如广告公司）——媒介——先行接受者——后来接受者。

此外，有些健康社会产品的传递呈现出很强的人际联系特征，需要通过专业媒体而不是大众媒介进行传递，主要使用专业机构和志愿者与目标接受者进行直接的联系。这类传递方式可以相对保护目标接受者隐私，适用于某些特定目标下的健康社会产品传递，比如：男－男同性恋者的高危行为干预等。

健康社会产品如何推广

健康社会产品需要制订传播计划来促销产品，使得目标接受者能够知晓产品，并接受产品。①针对整体性的目标接受者，比较好的办法是利用大众媒介。②针对特定的目标接受者，推荐采用选择性媒介，例如：互联网媒介促销产品。③针对"一对一"的目标接受者，可以选择口头传播方式进行"一对一"交流。在具体的推广过程中，三种传播渠道之间可以互相配合，形成整体效果。

随着互联网、移动互联网和手机应用的飞速发展，互联网媒介的优势日益凸显。《中国互联网络发展状况统计报告（39 期）》[3] 数据显示：截至 2016 年 12 月，中国网民规模达 7.31 亿；其中，手机网民规模达 6.95 亿，增长率连续 3 年超过 10%。美国《互联网报告》最新公布数据显示 [4]，2017 年 5 月微信（WeChat）的日均手机应用使用率达 29%，月活跃用户高达 9.38 亿人，同比增长 23%。同期，微信（WeChat）占所有中国用户手机应用的日均使用时间达 29%，在 31 亿小时的手机应用使用时间中占有了 9 亿小时。

所以，使用互联网媒介面向大众尤其是特定目标受众（比如：中、青年人中的病毒性肝炎患者），进行健康宣教和社会产品推广具有特殊优势。目前，依托互联网媒介进行病毒性肝炎健康社会产品推广的优秀案例有肝胆相照论坛、"国际肝病"微信公众号、"肝愿为你"微信公众号、各省市"12320"和疾病预防控制中心微信公众号，以及部分专家或个人建立的健康社会产品矩阵。下面我们以缪晓辉医师建立的健康社会产品矩阵为例，进行典型案例分析。

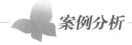 案例分析

缪晓辉医师的网络抗击病毒性肝炎健康社会产品矩阵如下述。

形成健康社会产品矩阵

缪医师依托个人网站、微信公众号（缪晓辉论健）和微博，结合已有的互联网平台资源，进行病毒性肝炎的健康知识传播，对目标人群的问题进行解答。这一策略在互联网平台上形成了基于不同媒介平台的健康社会产品矩阵，随着目标接受人群媒介使用习惯的转移，持续有效地向目标人群推送相关信息和观点，覆盖不同圈层的目标人群

根据目标受众需求制作内容，在不同媒介平台更新发布

缪医师的健康社会产品的主要受众为病毒性肝炎患者或患者家属，在内容生产中注意将艰涩或专业的医学内容转化为目标受众群体能够理解和掌握的内容形式，内容具有可读性、亲切感和针对性。

形成与目标人群的有效互动

缪医师个人网站为免费医学问题在线咨询平台，从 2006 年建设网站开始，缪医师每天利用碎片时间回复咨询问题，解答患者问题 4 万余次，约 520 万字内容。缪医师同时在好大夫在线、健康界两个平台即时解答和解决各类资讯问题，实现了针对目标人群的有效、持续的互动。

病毒性肝炎健康社会产品的品牌构建

通过个人网站、其他互联网医疗平台产品、微博和微信平台，缪医师针对不同的目标对象，进行病毒性肝炎知识普及、问题解答；针对不同目标受众，制作特定的、容易理解的内容产品；持续而有针对性地在互联网媒介上

与目标受众进行互动。通过以上措施，缪医师系列病毒性肝炎健康社会产品在不同媒介平台上形成"健康社会产品系列矩阵"，最终在目标受众中形成品牌构建的效果。

希望读者朋友们，能以此书前十章的内容为依据，转化成形式多样的健康社会产品，更好地推广和普及病毒性肝炎的防治知识。为了没有肝炎的明天，让我们共同努力！

（王　迪）

参考文献

[1] 曼纽尔·卡斯特. 网络社会的崛起 [M]. 北京：社会科学文献出版社, 2000.

[2] 菲利普·科特勒. 社会营销——变革公共行为的方略 [M]. 北京：华夏出版社, 2003.

[3] 中国互联网络信息中心. 中国互联网络信息中心 (CNNIC) 第 39 次报告 [EB/OL]. (2017-01-22)[2017-4-15] http://www.cnnic.net.cn/hlwfzyj/hlwxzbg/hlwtjbg/201701/t20170122_66437.htm

[4] 环球网. 微信月活跃用户达 9.38 亿人，远超 QQ 与微博 [EB/OL]. (2017-06-01)[2017-4-15], http://www.techweb.com.cn/internet/2017-06-01/2530440.shtml.